Motivación

Para

Diabéticos

Tanya Gomez

Motivación Para Diabéticos

Optimiza tu control con motivación

Supera tus obstáculos, vive feliz… vive mejor.

"Tú eres más fuerte que tu diabetes y tu diabetes te va hacer más fuerte para ayudar a otras personas que apenas comienzan su lucha. No te rindas, motívate ahora. "Vivir con diabetes es siempre estar preparado, no importa donde estés necesitas motivación y un equipo." –Tanya Gómez-

Nota a los lectores

Este escrito contiene las ideas y opiniones de su autor. Con la intención de motivar a personas que padezcan de diabetes ya sea tipo 1 o tipo 2 y/o familiares que deseen ayudar en nuestra batalla contra la diabetes. Es importante aclarar que no todos los consejos y estrategias presentadas en este libro puede que no sean apropiadas para todas las personas y no garantizan algún resultado en particular.

El lector deberá consultar a su profesional de la salud capacitado antes de practicar alguna sugerencia de este libro. No se presentarán nombres de medicamentos prescritos para la condición, ni tratamiento que pongan en riesgo la salud del público.

Contenido

Mensaje de autor

Para comenzar deseo compartirles las razones que me ayudaron a escribir este libro. Quiero ayudar a muchas personas que como yo tenemos que vivir diariamente con la preocupación intentando mantener un equilibrio en nuestros niveles de azúcar y a los constantes cambios de ánimo, ya que nuestra vida es muy parecida a una montaña rusa. Cada mañana firmemente pensamos cuan bien vamos a pasar el día, sin dejar que nuestra motivación se fracture. Sí, esto nos puede pasar a todos, empezamos hacer cambios muchas veces drásticos y nos convertimos en nuestro nutricionista personal, chef de la alta cocina, contando carbohidratos, calorías, comiendo muchos vegetales, carnes al vapor, haciendo rutinas de ejercicios por varios días o semanas y luego uno se encuentra con los resultados que esperaba o con lo que no deseaba. Y como ha de esperarse empieza a ceder ese sentimiento de negatividad y la motivación pasa por desapercibida.

La motivación debe ser un hábito para que en momentos inestables podamos saber responder y que la comida no se convierta en el escape principal. Por ejemplo, así como el desayuno del día es nuestra gasolina, la motivación es nuestro motor. Yo fui nacida y criada en Caguas, Puerto Rico y desde pequeña soy diabética tipo 1, mientras estuve bajo el cuidado de mis amados padres tuve un control bastante exitoso con mis niveles de azúcar. Luego de que pasen los años, me independizo en mi etapa universitaria y me caso. Yo aún continuaba con mis hábitos saludables, tanto en la nutrición como en mi programa de ejercicios. Tuve dos embarazos con los niveles de azúcar lo más controlado posible. Solo en el primero tuve una complicación a causa de que no tenía suficiente elasticidad y el parto se dio a las 28 semanas. En mi segundo embarazo todo fue excelente, el equipo que tuve en un hospital reconocido aquí en Puerto Rico, para eso del año 2010, me ayudo a estabilizar mis azucares. Y es aquí cuando comienza mi pasión por la motivación, pues yo la necesitaba a gritos. Todos los profesionales me dan las herramientas para controlar los niveles de azúcar y mantener un peso saludable. Pero no me daban una dosis de motivación. Lo notaba tanto en mi como en otras participantes que se encontraban allí.

Lo primero que hice fue refugiarme en Dios y mi familia. Luego en mis amistades y en una iglesia. Busque grupos de autoayuda para diabéticos. Las experiencias eran muy beneficiosas y aún tienen mucho valor para mí. Aprendí, lloré y reí. Pero sentía que yo podía hacer algo y marcar la diferencia. En mi había nacido un sentimiento por las demás personas que también tienen la condición de diabetes. Leí muchos libros, fui a talleres y me reunía con personas para asociarme y aprender sus tácticas para mantener el control de su condición y la motivación.

Al pasar del tiempo quedo nuevamente embarazada por tercera vez de mi amado esposo Jaime Gutiérrez. Y esta etapa fue la más difícil de sobrellevar y superar. Tuve muchos problemas con el manejo de la glucosa en sangre, casi no podía comer con la gastroenteritis que me dio los primeros tres meses. Pero esta no es la parte más estresante, les voy a contar la historia de terror que yo viví en el hospital donde me atendía. A las 19 semanas de gestación, la Dra. R que estaba a cargo de mi caso de alto riesgo por diabetes me sugirió que utilizara unas inyecciones que contenían progesterona para evitar que mi bebe naciera prematuro. Como yo había tenido a mi nena mayor a las 28 semanas, era inminente que yo me inyectara la progesterona. Fue tanto su auge que accedí a ponérmela pues tenía mucho miedo que naciera prematura. La Dra. R, firmo todo el procedimiento y me dijo que dentro de una semana iba a visitarme una enfermera a mi casa para empezar el tratamiento.

Llega el día, la enfermera se presenta. Me lee las recomendaciones y me dice que no tiene efectos secundarios excepto que se hinche o se ponga roja la piel donde se me inyectara la progesterona. Luego de habérmela puesto me siento mal y ella me dice tranquila eso es la impresión. Luego me pregunta seriamente "¿Tu eres diabética gestacional?" y le contesto que no, "Yo soy tipo 1". Ella como que se sorprende y me dice "Hay mamá, esto te va a subir la azúcar un poquito pero no es algo que no puedas controlar. Así que tranquila y a descansar." Ella amablemente me dejo toda su información y que no dudara en llamarla. Tan pronto la enfermera sale, yo entro en desesperación y según cuenta mi madre, me desmayo.

Pasaron las horas y me sentía bien mal, la glucosa comenzó a subir a niveles vomitables. Desde 300 mg/d L hasta 600 mg/d L. Yo estaba a punto de volverme loca, tenía mucho miedo de caer en un DKA. El ultimo DKA que tuve que fue a los 19 años de edad, no me aseguraban y me daban horas de vida. Y me paso no por irresponsable, sino por ignorante, yo no sabía que hacer ejercicios con bolsas de basura para sudar más, podían bajar extremadamente los niveles de electrolitos y me deshidraté horriblemente. Comparaban mi cuerpo con la estructura de una pasa. Pero esto ya es otra historia, solo quería que supieran de que se basaba mi miedo. En fin, pasan las 24 horas y seguían los niveles por las nubes. Me inyecto más insulina, disminuyo los carbohidratos de la dieta, hice ejercicios y nada me bajaba. Espero un día más, a ver como amanecía mis niveles. Cuando yo veo de nuevo esos números de espanto. Le dije a mi esposo y a mi madre que me llevaran al hospital, ya no podía aguantar más. Cuando me llevan yo explico todo lo que me está pasando y las razones. En conclusión, me hospitalizan. Ellos anotaron en el diagnóstico que tenía un descontrol metabólico a causa de la diabetes.

Durante los primeros dos días, los endocrinólogos estaban buscando una razón y una solución a los cambios radicales que me estaban ocurriendo. La Dra. R me visito al tercer día, para peguntarme como yo estaba y que me había pasado. Le cuento lo mismo que a todos, que despúes que me pusieron el tratamiento la azúcar está muy descontrolada. Ella empieza a decirme que eso no tiene que ver nada. Pero yo, le contesto y le menciono la reacción de la enfermera. Y la Dra. R me indica que yo o puedo abandonar el tratamiento, que de eso dependía la vida de mi bebé y se va.

A mí eso me estuvo bien raro y busco información de la empresa que provee la progesterona liquida y le digo a mi madre que me traiga todos los papeles y la caja que ellos mismos me dejaron en mi hogar. Procedo hacer una investigación más profunda y delicada. Me da curiosidad que cada medicamento trae unos papeles con unas instrucciones y otro de lo que se compone ese medicamento. Pus este este no traía nada. Procedo a buscar por internet y me doy cuenta que esa progesterona liquida esta diluida con glucosa, entre muchas cosas más encapsuladas. Se podrán imaginar mi cara y la taquicardia que me entro. Suerte que esa misma tarde me visitaron los endocrinólogos y les muestro todas las pruebas. Les envío por email de lo que se compone lo que me inyectaron. Y ellos se sorprenden, porque a todas estas ellos pensaban que yo estaba hablando de una pastilla. Al darse cuenta de eso todos empiezan a leer, a buscar más información y hacer llamadas. Ya yo estaba nerviosa y llamo a la enfermera que fue a mi casa y luego llamo a la empresa que la provee. Lo único que hicieron fue pedirme disculpas, que ellos no sabían que yo era diabética. Que de haberlo sabido por la Dra. R, ellos jamás me la hubieran despachado. Mi coraje era tan grande, y me dijeron "eso es por el bien de tu bebe, como quiera debes de seguir utilizándola". ¿Cómo se atreven a recomendarme algo que me está matando, que me podía causar un DKA y para el colmo embarazada? Paso a preguntarles, "¿Si yo me pongo ese veneno en mis 19 semanas de gestación y me muero por una cetoacidos diabética, ustedes me aseguran de que mi bebe va a vivir?" su respuesta fue la más esperada "NO".

Le dije que me dieran de alta del tratamiento, porque de seguro que si me moría iban a poner que fue por un descontrol metabólico y sabrá Dios que otra razón exponían. Mi mayor preocupación durante ese encontronazo, era lo que le podían decir a mis hijos, a mi familia durante ese proceso. Un *lo siento* no me iba a traer de vuelta a la vida, no reponía el vacío que le iban a dejar a mi familia y amistades. A pesar de todo este problema la Dra. R seguía insistiendo en el tratamiento y mi esposo y endocrinólogos salieron en mi defensa. Les confieso que tuve mucho temor por mi vida, porque supe de muchas historias de otras mujeres que no sabían y que al parecer fallecieron por descontrol metabólico

(DKA). Al menos yo hice mi parte de comunicárselo a otras personas, que estuvieron alerta y no pasaron por lo mismo que yo.

Al salir de aquella hospitalización y ver tantas cosas. Tuve que superar ese miedo que me ahogaba todas las noches. Lo supere y todo mi miedo se convirtió en pasión. Desde entonces nació una nueva Tanya Gomez, dispuesta ayudar, aconsejar y orientar responsablemente. Le doy gracias a Dios por su gran amor y por darme las fuerzas para sanar. Queridos lectores esta es la parte de mi historia que más me ha marcado y quise compartirla con ustedes. Y aunque eso está en mi pasado, aprendí una gran lección. Las experiencias y la sabiduría se ganan en las batallas. Espero este libro les sea de gran provecho. Dios los bendiga.

Introducción

En primer lugar, este libro está determinado para ayudar, aconsejar y motivar a personas que padecen de la condición de diabetes tipo uno, dos y pre-diabéticos. Por consiguiente, también sus familiares y amistades se pueden beneficiar de la valiosa información que posee este libro. Por otro lado, se discutirán temas, como lo son el manejo de la azúcar, la conducción de las emociones y el autoconocimiento que debe tener cada persona en su vida diaria. Todos los días cientos de personas reciben la noticia de que sus niveles de glucosa en la sangre no son normales y debido a esto se sienten frustrados sin saber qué hacer, ni a donde dirigirse. Este tema es bien abarcador porque la diabetes no conoce de edades, le puede aparecer a cualquier persona. Y no es fácil enfrentarla y menos si se sienten perdidos. *Gomez* siempre dice "No abandones la educación, la nutrición ni el compromiso".

La educación, metafóricamente es como una brújula que su función es dirigirte hacia el norte. La nutrición se compara con un barco, una vez no sigues las indicaciones de la brújula puedes naufragar fácilmente. Y el compromiso se basa en el respeto y la confianza en la relación que tiene una persona con su diabetes. Todo va de la mano. Como resultado de la historia de nuestra escritora Tanya Gomez y las experiencias de personas que ella ha conocido durante su trayecto, pudo desarrollar un mensaje claro y directo junto con un plan de acción lleno de positivismo. A conciencia sabemos que una persona puede motivarse a sí misma, pero es difícil el proceso cuando se está solo. Dicho de otra manera, es que las circunstancias de la vida no siempre son las adecuadas para motivarse a sí mismo, se precisa algo más. Algo así como un compromiso. En conclusión, este libro se basa en insistir, persistir y nuca rendirse ante ninguna circunstancia.

Fernández, M

Motivación a tiempo completo

El tiempo y la planificación son importantes para el buen manejo de la diabetes. Esto es un trabajo a tiempo completo, donde no te pagan por hacerlo, ni tienes tiempo libre o días de vacaciones. Sin embargo, si requiere de tiempo extra y aquí es donde comienza nuestro arduo trabajo diario en dirigir y redirigir nuestras metas en torno a nuestra vida. Hay que ser realistas muchos pueden tener todo a la mano y otros tienen que trabajar duro para en algún momento obtenerlo, así que nuestras metas se basan de lo que si podemos alcanzar para entonces trazar planos mayores. Y empezamos cambiando la frase *no puedo*, en *sí yo puedo y quiero*. Nada es fácil en esta vida, pero se puede hay que mantenerse enfocado en lo que si tenemos que hacer por nosotros.

Tu controlas la diabetes, no ella a ti y no permitas que tu condición decida el estilo de vida que quieres tener. Todos deseamos controlar los niveles de azúcar en sangre, pero un deseo no cambia nada, una decisión sí. Ya no digas "deseo" empieza a decir "lo haré porque yo lo digo y yo puedo" y esa es la actitud para obtener resultados. semanalmente tenemos 168 horas de las cuales 56 horas debemos utilizarlas para dormir, nuestro cuerpo necesita descanso máximo 8 horas diarias recuerda que siempre estamos en un cambio constante y el descanso es importante para tener un día lleno de energía. Ahora bien, las horas restantes del día tenemos que empezar a trabajar en nosotros a la vez que cumplimos con nuestros compromisos y obligaciones como mantener el bienestar de la familia, ir a trabajar, estudiar, ir a citas médicas, la escuela, trabajos en el hogar, tareas fuera de la casa como el patio, actividad física, entre muchas otras cosas que podemos hacer. Determinantemente debemos tener y mantener una disciplina desde que despertamos hasta que nos acostamos, inminentemente dependemos de la rutina.

Prácticamente la primera parte del día se basa en verificar nuestros niveles de azúcar, administrar medicamentos correspondientes, tener a la mano todo lo que necesitemos durante el día, ya sea que estemos en nuestro hogar o fuera. Siempre tenemos que estar preparados para poder cumplir con este orden. Ahora bien, los niveles de azúcar cuando están altos o bajos nos pueden afectar, nuestro estado de ánimo y físico. Por lo regular hay que trabajar con el equilibrio, ya que el cuerpo necesita hacer cambios que son necesarios y requieren de fuerza de voluntad. De las preocupaciones nacen el estrés y las dudas y en esto sí que hay que trabajar duro porque es una de las cosas que más afecta los niveles de la azúcar. El estrés y la ansiedad solo aportan tropiezos para impedir que podamos cumplir con ánimo nuestros propósitos, en momentos así por más difícil que sea debes mantener una actitud positiva, tener confianza en tus habilidades y evitar a toda costa los pensamientos y personas negativas.

El padre tiempo nos ayuda a obtener conocimiento práctico y congruente pues cuando hay una conexión en lo que piensas con lo que sientes y haces, puedes determinar cuánto soporte necesitas en tu diario vivir. Si quieres llevar un estilo de vida saludable hay que empezar hacer un plan, el plan consta en moverse y hacer ejercicios con regularidad diariamente y contar carbohidratos, de seguro esto te va a ayudar a que la insulina trabaje mejor, se mejora tu azúcar en sangre y promueve tu salud. Las buenas intenciones siempre empiezan con un plan, pero no pueden quedar en la nada, tienes que hacer un hábito, porque cuando tú vas a salir de tu casa al trabajo o a la escuela no dejas de cepillarte los dientes, pues lo mismo tienes que hacer con tu plan, adherirlo. Si en algún momento el plan no te funciona siempre ten uno de refuerzo, el llamado "plan B", aunque el abecedario tiene más letras sabemos que las cosas pasan de momento y un día que no puedas cumplir con tu plan principal no significa que te has fallado, claro que no para eso tenemos una técnica de apoyo reservada.

Durante el proceso de crear tu plan y un hábito saludable, quiero que sepas que muchas veces resulta un tanto difícil administrar el tiempo y añadir una rutina de ejercicios, pero la buena noticia es que hay muchos beneficios, tener una vida más activa te ofrece ser una mejor versión de ti. Te vas a sentir mejor y vas poder vivir más. Asegúrate de que tus regímenes sin importar cuántos tengas simplemente funcionen.

Ya cuando el cuerpo se acostumbra a mantener niveles de azúcar altos, volver a la normalidad es bien sacrificado y acostumbrarse se torna un poco incómodo. A veces te mareas y piensas que es un bajón de azúcar y cuando te haces la prueba te das cuenta que no lo es, que es que tus niveles están normales. A veces puedes sentir una desesperación que te provoca taquicardia, o te sientes como con un vacío en la cabeza, he escuchado también de amistades que les da algo parecido a un ataque de pánico. Y estas cosas pueden suceder porque tu cuerpo está cambiando, tu metabolismo está en un proceso. Es cuestión de saber manejar estas situaciones, no vaya a ser que no tengas ninguna hipoglicemia y te comas algo alto en azúcar y entonces en vez de acelerar el cambio lo pongas más lento. Y la meta es que nuestro plan personal funcione.

En lo personal mi diabetes empezó a los nueve años, era una niña y tenía mucho miedo a veces pensaba que me iba a morir con un bajón de azúcar, me ponía tan mal. Mi madre siempre me tranquilizaba y me enseñó a ser fuerte, ella fue quien me motivo a participar en grupos educativos en varios hospitales donde daban charlas y hacían actividades, esto me ayudó mucho y lo mejor de todo fue que pude ayudar a otros. Cuando impulsas a otros a luchar, tu sed de luchar también aumenta, él "no te rindas" se convierte en tu frase favorita. Ayuda y veras como tu propósito en la vida cambia y vas a querer cada día ser mejor en lo que haces con tu diabetes, serás un experto ayudando a los demás.

Dicen que la enfermedad se pega, pero y la salud ¿se pega? No verdad, pues entonces vamos a contagiar la motivación que si se pega. Vamos a echar para adelante levantándonos todos juntos, apoyándonos unos con los otros. Nadie se va a mover por ti, nadie. Y aunque quisieran hacerlo, créeme no pueden. Eres el piloto de tu vida, trazas un mapa hacia el futuro, tú te conoces mejor y sin lugar a duda eres un ser único y especial.

Consejos para trabajar en la motivación a tiempo completo:

Si te sientes inseguro confronta tus sentimientos e intenta superarlo. Más aun debes creer en ti, eres importante, eres inteligente, eres especial y tu amor es lo que te define. Siempre anímate hacer cumplidos bonitos y positivos que te ayuden a aumentar tu seguridad y no sientas miedo en compartir tu sentir.

✓ Puedes practicar la meditación, es el antídoto perfecto para apaciguar las preocupaciones y cuando lo combinas con algo de aceite esencial de menta o lavanda es más efectiva. La meditación es clave para manejar con seguridad las preocupaciones, todos pasamos por situaciones difíciles y otras que solo con verificar que pesa más en la balanza del criterio, se soluciona tan fácil como escribir en un papel, romperlo y botarlo. En otras palabras, hay situaciones que se pueden resolver en un dos por tres, rápido.

✓ La seguridad que hay en ti es lo que te define, te ayuda a atreverte y a lograr todo lo que te propongas.
✓ No te compares con nadie.
✓ En cualquier situación no te anticipes a los hechos, ni saques conclusiones sin alguna base.
✓ No te sobrecargues.
✓ Analiza tus prioridades.
✓ Aviva la curiosidad.
✓ Evita las personas toxicas.

Dato personal:

No sé si te ha pasado, pero de mi parte hubo una semana en que mis niveles de azúcar parecía que no los podía controlar, estaba haciendo la dieta, hice ajustes, hacia ejercicios con regularidad y nada pasaba. Decidí ir al doctor, el verificó todo y me dijo tú lo que necesitas es descanso, tienes mucho estrés y eso no te va ayudar en nada. Me explico tengo tres hijos de diferentes edades (7, 6 y 2) mi esposo sirve al

US Army y mi vida a veces suele ser complicada por el manejo de tiempo y el estrés que me provocan ciertas situaciones. Así que aprendí a manejar el estrés de la siguiente manera.

- ✓ Ajustes de horario- esto implica cuantas horas pasas con tu celular, en el computador y en actividades fuera del hogar. Horas de estudios de mis niños y mis horas personales. Levantarme 45 minutos antes de la hora en la que siempre me levantaba me ayudó bastante porque es mi momento de trabajar para mí y a veces utilizo ese tiempo para hacer ejercicios y escuchar música suave mientras hago café. Un consejo que tomé de la abuela de mis niños es que dejar hecho o adelantas lo más que puedas la noche anterior alivianará tus mañanas y así es.

- ✓ Descansar- tomar un tiempo para ti, descansar no solo el cuerpo sino también la mente. Amiga(o) la mente necesita descanso porque si la sobre cargas con todo lo que tienes o quieres hacer no vas a lograr nada. Es importante tener la mente pasiva y clara, te evitaras que tus niveles de azúcar se eleven por el estrés. Se recomienda de 15 a 30 minutos.

- ✓ Las comidas- la planificación es esencial para lograr un balance. La primera regla es que no debes saltar tus comidas y menos el desayuno que es la más importante del día. Si eres una persona que trabaja, es importante que se aplique la parte de planificar su cena y almuerzo. Si encuentra que es difícil encontrar algo saludable para la hora de almuerzo, yo personalmente lo cambio por un batido nutricional. En mi caso utilizo los batidos que ayuden al control de la glucosa, un ejemplo rico y común lo es la *Glucerna*. Otra opción adecuada para que no se torne aburrido es preparar un batido propio y a mi gusto.

✓ En casos de ansiedad- puedes tomar un té de manzanilla. Escuchar música instrumental, leer un libro motivacional, espiritual o de tema que a usted le agrade, lea revistas eso también ayuda mucho. No deje de hablar con un familiar cercano a ti o con tu mejor amigo(a).

✓ En los caminos de la soledad siempre mira a tu alrededor y observa el cielo y lo maravilloso de todas las creaciones que Jehová ha hecho. Dios siempre te va a guiar y te protege y lo más bello nunca te abandona. Utiliza estos momentos para orar, para saciar esa necesidad espiritual. También puedes optar ir al cine o al parque a disfrutar del aire fresco.

✓ La mejor medicina para el alma es sonreír. Los mejores momentos de la vida ocurren con simpatía y sencillez. Con tu sonrisa posees la magia de convertir un mal día a un día excelente.

- ✓ Sea determinado en cada paso que des, no lo des en falso. Aunque tu entorno no sea el mejor, si mantienes una actitud positiva eso cuenta como preparación. Sin embargo, en caso de que resbales no importa porque puedes aprender que fue lo que hiciste mal y cuando lo vuelvas a intentar puedes hacerlo mucho mejor. La clave está en nunca rendirse.
- ✓ Conservar el optimismo y permanecer agradecidos.
- ✓ Buscar frases que te inspiren y leerlas todos los días.
- ✓ Celebra cada día porque puedes respirar, cantar y compartir con hermosas personas.
- ✓ Escucha música instrumental o baja la aplicación Calm.

No pedimos ser perfectos en nuestros resultados, sino estar mejor y aprender más sobre nosotros. Le aconsejo haga un diario con sus resultados y por una semana escriba todo lo que come, tus sentimientos en la mañana, durante la tarde y la noche, es nuestra mejor estrategia para conocernos mejor y poder ayudar a los profesionales de la salud a encontrar la mejor vía para nosotros. Ellos estudiaron para ofrecernos opciones con tratamientos médicos, pero nosotros somos los que decidimos nuestra calidad de vida. Ellos no viven con nosotros para decirnos lo que está bien y lo que está mal. Nosotros somos conscientes de lo que si podemos hacer y lo que no. No le eche culpa a los demás porque sea un mal día, ubíquese, usted tiene todo el control, no deje que se le vaya de las manos porque al final somos nosotros los que vamos a asumir la responsabilidad.

Esto se trabaja en equipo, somos nuestro centro de apoyo las 24 horas del día los 7 días a la semana, el año entero. Su círculo de salud en control del azúcar en sangre empieza por usted y su equipo de atención médica, su responsabilidad en hacer el registro diario como si fuera el ponche de su trabajo, la planificación de nuestras comidas semanales, la actividad física y nuestro medicamento ya prescrito. Adopta éstos pasos y comience a vivir en armonía.

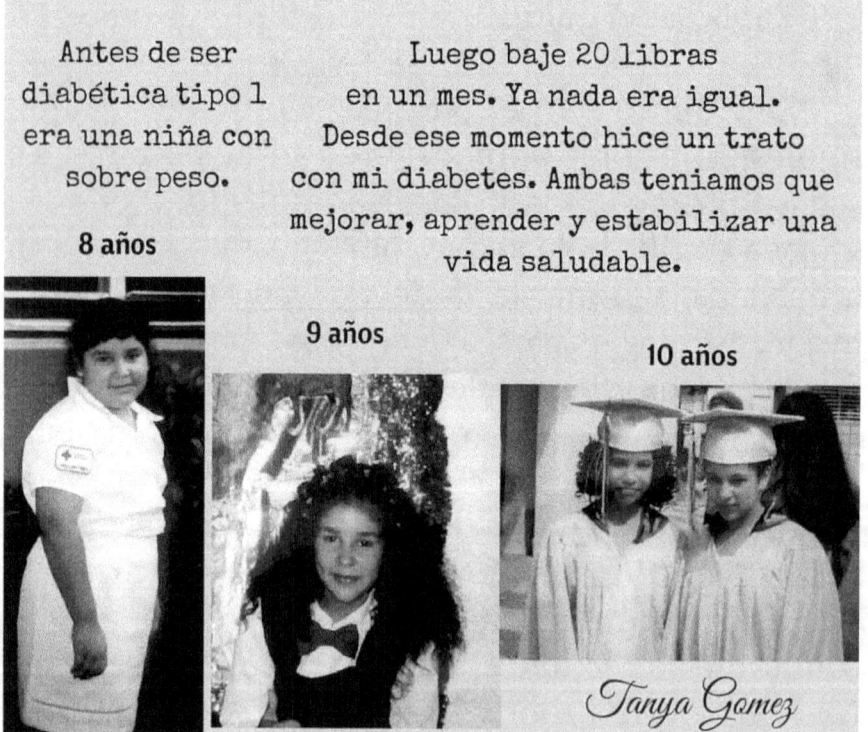

Antes de ser diabética tipo 1 era una niña con sobre peso.

8 años

Luego baje 20 libras en un mes. Ya nada era igual. Desde ese momento hice un trato con mi diabetes. Ambas teniamos que mejorar, aprender y estabilizar una vida saludable.

9 años

10 años

Tanya Gomez

Compromiso 21 días

Estos 21 días tienen como propósito enfocarte en tu salud. Este plan te ayuda a conocerte mejor, obtener una resistencia física y mental. Te ayudará a tomar decisiones firmes y más claras por tu salud. Una vez que te conozcas no hay quien te haga parar, vas a desarrollar seguridad en ti. Solo necesitas una carpeta pequeña o algo parecido donde puedas guardar con seguridad tus papeles y un bolígrafo.

Día #1 Preparación

Sea honesto consigo y haga dos listas de los malos hábitos que deseas abandonar y otra de los buenos hábitos que quieres adquirir. Proponga metas a corto plazo y no intente alcanzar todas sus metas a la vez. Por ejemplo: Puedes proponer dejar de fumar, consumir menos dulces, comer más saludable, hacer ejercicios, hablar más con sus familiares. Controlar la ansiedad y el estrés. Evitar el coraje injustificado. Entre otras cosas, escoja uno o dos hábitos por semana y concéntrese en ellos.

En un tercer papel Planifica tu nueva a ventura por 21 días para conocerte mejor. Puedes anotar los lugares que te gustaría visitar. Los alimentos que tanto quieres probar. Ver videos de ejercicios que den nuevas ideas y practicarlos. Escuchar música nueva para ejercitarte. Planificar una salida con la familia y amistades. Crea un mundo de ideas para lograr que esos días sean los mejores de tu vida. Es hora de prepararte para un nuevo comienzo.

Día #2 Pre-visión

Cuando decides lograr unas metas específicas para mejor tus hábitos, empiezan a surgir situaciones para que no se pueda lograr. En cambio, no permitas que esas circunstancias debiliten tu determinación y a la vez haz cosas que contribuyan a que alcances tus metas. Pongamos por caso que tu deseas eliminar toda la comida chatarra y comer más sano, la solución sería que no compres alimentos que te pueden causar antojos. Los dulces los cambies por frutas y los refrescos por agua. Estos son solo ejemplos.

Si vas añadir una rutina de ejercicios te recomiendo que dejes preparada la ropa desde el día anterior, así cuando la veas al día siguiente te recuerdes de tu compromiso.

Día #3 Plan de acción

Crear un hábito toma veintiún días. Es posible que a otras personas le tome mucho menos tiempo y a otras les tome un poco más de tiempo. A pesar de eso no hay razón para desanimarse. Si sabes que al final vas a recibir mejores resultados y que estás haciendo un cambio para sentirte mejor, no te desesperes ya que esto no te va a tomar una vida ni la mitad de otra. Hoy mientras implementas tu nueva rutina de ejercicios, piensa en cosas positivas. Si de diez cosas que piensas solo cinco son positivas, enfócate en esas cinco. Añade música que te motive. Si por casualidad te encuentras una que te recuerde algo que no te ayuda en la motivación, me haces el favor y la cambias.

En lo que te propongas, recuerda que tenemos días buenos como malos, si en algún momento fallas no te lo tomes personal, déjalo pasar y continua. Esto no es cuestión de ganar sino de perseverar para mejorar y obtener la mejor versión de ti.

Día #4 Control del hambre por emoción

Con respecto a comer más sano, siempre buscamos la variable que nos ayude a reducir el peso corporal. Algunos nutricionistas te hacen un plan adecuado a ti y según la realidad que vives. Para un diabético es necesario tener sus tres comidas básicas y sus tres meriendas. Sin embargo, pregúntese antes de comer cuanta hambre realmente tienes en una escala del 1 al 10 y se prudente con las emociones. A veces el estar enojado, triste, nervioso, en soledad y hasta contento hace que comamos por emoción y no por hambre como tal. Hay que ser bien cuidadosos. Si tu entiendes que es por emoción, debes intercalar y ver que puedes hacer para apaciguar las ganas de comer.

Día #5 Examen físico y el manejo de medicamentos

Planifique su examen físico anual donde se incluyen todos los análisis de sangre para evaluar su condición de salud. Su médico estará listo para ayudar y examinar si existe algún otro problema y ofrecerle orientación para mejorar su estilo de vida.

Este día dedíquese asacar citas con sus doctores, internistas y nutricionista. Verifique los medicamentos de prescripción y de venta libre que tiene en su botiquín, los que ya estén expirados deshágase de ellos. *U.S. Food and Drug Administration; Missouri Department of Health* Nos orienta a que consultemos con nuestra farmacia local y hospital para ver si tienen algún programa de recolección de medicamentos vencidos. De no haber algún programa disponible, vacíe las pastillas en una bolsa de plástico y las mezcle con una sustancia como lo son los residuos de café, arena para gatos o alguna otra cosa parecida a estos dos ejemplos. Cierre la bolsa y deséchela en la basura. En el momento que vayas a desechar el frasco vacío de la prescripción, utilice un marcador permanente y tache la etiqueta para proteger su información personal.

Continua con tus metas, no te rindas.

Día #6 El reto de las porciones
Si te sientes desafiado cuando intentas manejar las porciones de los alimentos, no te preocupes. Mi fuente de información confiable *American Diabetes Association* nos informa que, de todos los métodos para mantener el tamaño de las porciones bajo control, es el método del *Plato* ya que es más fácil. Para los diabéticos y las personas que desean

controlar su peso esta técnica funciona así: divida mentalmente un plato de nueve pulgadas por la mitad ½ y cubra un lado de verduras que no contengan almidón como lo son el brócoli o ensalada verde. Corte la otra mitad de su plato en dos partes y llene ¼ con carnes magras, como lo son el pollo y el pescado. En el último ¼ de su plato puede añadir una ración de 6oz de arroz integral o 6oz de pastas (espaguetis, coditos, macarrones, etc.) 6oz equivale a ½ taza. Las meriendas son de 2 horas a 3 después de cada comida.

Día #7 Hablemos del glucómetro

Hay muchos tipos de medidores disponibles para la venta. Todos poseen características especiales, como lo son la sincronización automática, códigos de error, pantalla de visualización grande e instrucciones o resultados hablados. *U.S. Food and Drug Administration*, nos aconseja que siempre verifiquemos las cualidades que poseen cada máquina para nuestro beneficio. Por ejemplo, la cantidad de sangre necesaria para cada prueba, velocidad de la prueba para obtener los resultados, la capacidad de almacenar los resultados de pruebas en la memoria y la capacidad de transferir datos a una computadora. Entre otros se debe evaluar el precio del glucómetro, costo de las tiras de prueba y el apoyo técnico proporcionado por el fabricante. Siempre verifique que la batería este en buen estado.

Anote todos sus resultados y aunque veas alguno que te desagrada, solo es un resultado que tú puedes cambiar. Haz tus comentarios en los resultados, especialmente si estas de viaje o tomando un medicamento nuevo.

Día #8 Examen de los pies

Personalmente participe de una clínica para diabéticos que me proveía el servicio del "Pie Diabético". Ellos me educaron y orientaron para tener un manejo viable en mi hogar y no permitir que mis pies se afectaran. Ellos echaban un vistazo a mis pies para detectar si había algún signo de problemas en los nervios. Ponían a prueba la sensibilidad de mis pies y me cortaban las uñas. La experiencia que obtuve fue enriquecedora para mi diario vivir.

Es importante prestar atención a tus pies todas las noches, secarlos bien entre los dedos y talón después de tomar un baño. No arranque la piel dura y seca. No se arranque los uñeros, mejor pida ayuda profesional. Utilice una crema especial para diabéticos que le ayude a la resequedad, mantenerlos suaves y que no contenga fragancia. Utilice zapatos cómodos.

Día #9 Actividad física cardiovascular o aeróbica

El colegio de nutricionistas y dietistas de Puerto Rico, recomienda estar activo físicamente para estar saludable. Científicamente han comprobado que un adulto necesita realizar dos tipos de actividades físicas: La cardiovascular o aeróbica al menos un mínimo de 30 minutos diariamente y 1 estiramiento debe ser un mínimo de dos días a la semana.

Ejemplos de actividades moderadas:
- Caminar por 15 minutos por milla.
- Pasear en bicicleta.
- Jugar activamente con los niños.
- Trabajo en jardinería.

Ejemplos de actividades vigorosas son:
- Nadar
- Brincar cuica
- Correr
- Deportes competitivos

Beneficios:
- Reduce el riesgo de desarrollar enfermedades crónicas. Por ejemplo, enfermedades cardiovasculares, Diabetes Mellitus Tipo 2, cáncer de Colon, cáncer de Mama y Osteoporosis.
- Te brinda mayor energía, dormir mejor y tener tiempo para ti y los tuyos.

Invita a tus seres queridos a que te acompañen al parque, lleven agua y jugos naturales para una reunión activa y refrescante.

Día #10 Añada fibra para una mejor salud

Estudios muestran que una dieta alta en fibra puede ayudar contra el estreñimiento, los niveles altos de glucosa y la diabetes mellitus. Además, reduce los niveles altos de colesterol, el sobrepeso y obesidad.

Algunas recomendaciones para aumentar el consumo de fibra diariamente:

- Consuma más frutas y vegetales, frescos y con su cascara. En total son cinco porciones al día entre frutas y vegetales. Algunos alimentos altos en fibra soluble son la avena, las legumbres, fresas, calabaza, coliflor, repollo, habichuelas tiernas, manzanas, entre otros.
- Seleccione alimentos tales como: panes integrales, cereales integrales, granos, frutas y vegetales frescos.
- Debes tomar 8 vasos de 8 onzas al día.
- Una dieta alta en fibra deberá contener entre 25 y 35 gramos de fibra al día.

Las referencias son obtenidas de *Nutrition Care Manual. Academy of Nutrition and Dietetics Eat Right website. Available at: http:www.nutritioncaremanual.org*

Día #11

Evita caer en la monotonía. Invierte tu tiempo libre haciendo lo más que te gusta. Busca información que te ayude a mejorar en tu salud y en tu vida personal.

Mantén el enfoque en los buenos hábitos que vas adquiriendo en tu segunda semana.

Día #12
Deja a un lado las creencias limitadoras y no vivas de acuerdo a las expectativas de los demás.

Día #13
Las excusas son para quien las da, así que desapégate de los viciosos pretextos. Deja de alimentar tus miedos y manifiesta tenacidad al cambio.

Día #14
No culpes a los demás y no le des cabida a las palabrerías autodestructivas. Renuncia a esa necesidad de tener siempre la razón, muchas veces lo que necesitamos es tener es paz y no la razón.

Día #15
En tu tercera semana debes mostrar lo fuerte que eres. El cambio que estás dando ya es visible. Nadie te puede detener. Cierra tus ojos y siente la libertad que hay en ti. No abandones tu rutina, a veces dolerá, pero los resultados serán satisfactorios. No te rindas.

Día #16
Asignación para este día es buscar información sobre los beneficios del café y los teses.

Día #17

Asignación para este día, compara los resultados en las azucares en sangre. Es decir, los de la semana anterior con esta. Anota los cambios que ya ves en ti.

Día #18
Analiza las listas que hiciste en el primer día y en un cuarto papel puedes disponer lo que has logrado. Los cambios que aun esperas y si deseas añadir algo nuevo. Te pido que en ese mismo papel escribas alguna frase positiva que te haya dado ánimos para continuar y mantenerte firme por estor 21 días.

Día #19
No hay mayor gozo que estar en la presencia de Dios. Siempre pide de su dirección, Él te brindara la fortaleza que necesites y luz para brillar en la oscuridad. Las peores batallas las podemos ganar si permanecemos en oración.

Día #20
Estas a punto de culminar los días de compromiso y restauración para tu salud. Sin embargo, el compromiso con la diabetes no tiene una fecha determinada, todos los días se aprende algo nuevo. Es necesario que ya hayas visitado a tus médicos y a tu nutricionista. Pide información de valor que te ayude a mejorar tu calidad de vida. Anota las preguntas que tengas y no tengas miedo de hacerlas. El plan es que puedas concéntrate en mejorar, con el propósito de tu azúcar en sangre obtenga un balance.

<u>Día #21</u>

Proverbios 24:16 nos cita este principio bíblico: "Puede que el justo caiga hasta siete veces, y ciertamente se levantara". A fin de cuentas, no importa cuántas veces caigamos, sino cuántas veces nos levantamos. Nunca creas que una recaída es un fracaso, siempre van a venir contratiempos que nos saquen de nuestra rutina y vendrán ataques para que te desanimes y crear una atmosfera de ansiedad. Se valiente y camina con la frente en alto.

Maria de la Paz dice: "Hacer un cambio en tu vida asusta. ¿Pero sabes que asusta más? Lamentarte de no haberlo hecho". Personalmente yo di un cambio por mi salud y luego de esto me comprometí por mucho más tiempo para educarme y conocer más opciones para lograr una mejor calidad de vida. Me propuse nuevas metas a corto plazo. Decidí ayudar a otros, confieso a mí no se me hizo fácil dejar las comidas rápidas y las frutas enlatadas. No fue fácil añadir una rutina de ejercicios con todas las responsabilidades y compromisos que yo tenía. Pero lo logre, con muchos contratiempos, dificultades y mentes toxicas que me rodeaban. Pero yo puse mi fe en Jehová y el me ayudo a brillar, a cambiar una rutina que me estaba agobiando.

No quiero que te afanes, simplemente que mejores para que obtengas **la mejor versión de ti**.

Tanya Gomez

Yo puedo mejorar

Tú tienes el control, ningún diabético es igual a otro, aunque coman lo mismo y hagan el mismo tipo de actividad física, durante el mismo tiempo de ejercitación porque cada quien va a obtener un resultado completamente distinto en su glucómetro. Por esta razón no podemos compararnos. La clave del éxito está en tomar mucha agua, hacer ejercicios de 15 minutos a 30 minutos dos veces al día y comer saludable. Un plan nutricional debe adaptarse a tu rutina diaria sin afectar tus compromisos. En efecto, el comer saludable se convierte en un hábito ya que lo puedes hacer todos los días, sin tener recelo o preocupaciones. No hay necesidad de sacrificar tus gustos porque todo lo que ingieras simplemente debe ser medido y ajustado.

Comencemos con un segundo plano que es el descanso vital que necesitamos. Las personas que piensan mucho, como lo es mi caso nos cansamos más. Yo padecía de mucho insomnio y conocí a otras personas que les pasaba lo mismo y en resumen compartimos nuestro sentir. Me hice amiga de todo lo natural. Para lograr tener una noche muy buena y relajada combine una taza de té de manzanilla, con anís estrellado y una hojita de menta. Sazona a tu gusto, esta mezcla es excelente para combatir el insomnio, la ansiedad y hasta los malestares estomacales. Duerma de 7.5 a 8 horas diarias para evitar pesadez o fatiga durante el día, a veces el cansancio puede ser abrumador y eso nos cambia constantemente los ánimos. Concéntrese en los ejercicios cardiovasculares y luego desarrolle un plan factible de ejercicios con las metas que se proponga. Haga un hábito, no se quede acostado mirando el techo o la ventana, tú eres tu centro de motivación. En el capítulo "optimiza tu control" voy a mostrar varias prácticas en las cuales he podido obtener un apoyo metabólico completo y ahora puedo disfrutar junto a mis hijos y personas que tanto amo.

Siempre llega un momento en nuestra vida que queremos sentir ese placer dulce en nuestro paladar, ese exquisito momento en que se nos hace agua la boca por probar algún postre. Si es así, lo sé y eso no es malo. Uno puede probar y hacer ese pequeño desarreglo siempre y cuando sepas manejar tus emociones, las exageraciones no son buenas. Si dices "un poco" mide ese poco, si sabes que vas a comer postre mide los carbohidratos que hay en tu plato. Te puedes dar el gusto inteligentemente. Por esto insisto es importante que hagas tu registro para que te conozcas mejor y saber cuándo puedes comer lo que te apetece o no. Recuerda no es que no puedas comer cosas con azúcar, ciertos productos te convienen mejor una cantidad del regular versus él te dice que es "sugar-free" o "low sugar.

En mi experiencia los productos que dicen ser "sugar-free" pasan por un proceso y aunque la azúcar sea la sustituta a la regular existen otros factores o sea ingredientes que tienden a subir la azúcar después de un largo tiempo lo cual la insulina de rápida acción no puede combatir porque el pico lo hace mucho después de su efecto.

Yo en lo personal no confío un 100% en los productos que dicen estas palabras y te los pintan bien lindos. Las mejores alternativas son las que dicen *"No Sugar Added"* que se encuentran en etiquetas como en el mantecado de vainilla y en algunas frutas enlatadas. Y en los *"Jugos 100%"*, soy bien cautelosa por la razon de que contienen su azúcar natural y como quiera pueden afectar los niveles de glucosa. Por esta razón hay que educarse con los factores nutritivos y saber cuál te conviene y recuerda no es que todos los días vas hacer un desarreglo. Durante mis pocos años de diabetes, apenas tengo 15 años con esta lucha pude comprender que soy la capitana de mi cuerpo, que tengo que educarme constantemente con lo más nuevo y que tengo razones poderosas para estar saludable y poder ayudar a otras personas.

La motivación que me brinda mi familia me ayuda a mantenerme firme y salir hacia adelante con más regocijo y confianza. Tuve que aprender a darme mi propio soporte porque ni mi esposo, ni mis hijos son diabéticos gracias a Dios y ellos llevan su vida normal, al igual que los compañeros de trabajo con la costumbre de ofrecer dulce, claro está no llevo un letrero en la frente que diga "Soy diabética", pero a veces me incomodaba y tuve que empezar a aconsejarme, era mi propia psicóloga. Siempre me decía a mí misma "No te exijas ser perfecta, solo sé mejor" y "Estas trabando en una mejor versión de ti". Y me daba fuerzas para no caer en la tentación de los deliciosos chocolates, las donas entre otros que me ofrecían. Muchos estudios te aseguran que obtener un resultado de 6.0 hasta un 6.5 en tu A1C que este es nuestro informe de cómo nos ha ido con el control de nuestros niveles de azúcar en la sangre durante los últimos dos a tres meses, si obtenemos este tipo de resultado ayuda a prevenir complicaciones, así que no te exijas ser perfecto, solo haz lo mejor que puedas, somos guerreros.

Les quiero compartir esto; a veces tenía que inyectarme la insulina y pedía permiso para ir al tocador o si no le molestaba a la persona me la ponía en frente y a veces me decían "huy yo no puedo ver eso" "no sé cómo puedes, yo no tengo el valor para hacer eso" o "WOW, es digno de admirar" estas frases comunes en nuestras vidas como diabéticos tipo 1 no nos pueden desanimar, al contrario, no hacer sentir diferente, especiales porque somos fuertes. Tenemos un súper poder llamado "valentía". Y con orgullo lo digo, ¡somos valientes! y el que no pueda creer que es *valiente* que empiece a trabajar duro por ello porque esto es lo que nos distingue de los demás.

¿Cómo debemos trabajar mejor e influir en nuestra diabetes?

Primero debemos hacer una cosa a la vez, estar calmados y aceptar los cambios que nos ocurren. A veces hacemos todo lo posible por controlar nuestros niveles de azúcar y cuando vemos ese número horrible y terrible en nuestro glucómetro, nos ponemos ansiosos, se nos va la vida, empieza lo negativo del asunto. A veces nos sentimos tan agotados y eso es frustrante, pero te digo hay que seguir en la lucha, si sientes ganas de llorar, llora, aunque nadie te entienda, debemos limpiar nuestra alma y descargarla para retomar nuestras fuerzas y seguir. Muchas veces el dolor es temporero y no debemos rendirnos, somos una voz que pide comprensión lo que sentimos diariamente. Créeme yo comprendo cada gota de la tristeza que nos provoca, lo que sufrimos, y cuando estamos en silencio es cuando más duele. Cuando queremos ese abrazo y que no nos suelten, que te digan "estoy aquí para ti" o esperar el "yo te comprendo" o simplemente que nos digan cuanto nos aman. Por esto les digo no entren en desesperación, los días malos pasan y no le des cabeza a los mismos asuntos. La motivación es nuestro bálsamo, no permitas que se fracture. No te exijas más de lo que puedas, pero si tu bueno puede ser mejor, entonces trabaja duro para lograrlo.

Por otra parte, muchas personas se dedican a cuestionarse el porque les pasan las cosas. Y comienzan las preguntas "¿Por qué a mí?" "¿Por qué tengo que pasar por esto?" como seres pensantes debemos cuestionar todo lo que pase, pero no sientas culpa, no te restriegues todos los días en esa pared que no te deja ver que hay más por vivir, que hay un horizonte y que tienes que seguir hacia adelante y reír y triunfar. Cuando sientas una pared de hielo delante de ti llamada miedo, intenta romper y si no puedes romperlo entonces tienes que aprender a ser escultor y darle forma poco a poco.

Si no das el primer paso, nunca sabrás hasta donde pudiste haber llegado. Muchas veces el miedo es si nos comemos algo y luego tenemos consecuencias y si hago esta actividad y no sé cuánto me pueda afectar, pero vamos al grano todo conocemos detalles importantes sobre nuestra diabetes, úsalos a tu favor y no te llenes de dudas. Gracias a Dios tenemos opciones saludables. No te detengas a pensar en lo negativo y disfruta cada día con tus seres queridos, lee un libro, comparte tu música favorita o pinta un libro para reflexionar. Haz del arte un escape para ti, para sentirte libre y recargar tus baterías. Ya sabemos que hay que luchar, pero vamos hacerlo con estrategias. Así como un soldado debe tener un entrenamiento básico, un estado físico aceptable y un conocimiento en estrategias para estar en el campo de batalla, así mismo debemos ser nosotros, tener un plan de todo lo que vamos hacer. Somos un ejército de diabéticos luchando por una misma causa, somos soldados de luz y tenemos la necesidad de ayudar a otros. Concéntrate en lo que si puedes hacer para obtener el mayor control posible de tu salud.

Determina lo que te gustaría lograr de ahora en adelante, paso a paso sin exigirte más de lo que puedes y cada día trabaja para que esas metras sean tus logros. Utiliza las mañanas para atender asuntos importantes, sácale el mejor provecho a tus mañanas. El tiempo nos ayuda a tener peritaje con experiencias en la vida para poder ayudar a otros con buenos consejos para que puedan mantener una actitud positiva.

Motivación con apoyo

Cambiar los malos hábitos y hacer uno que otro ajuste en las cosas que hacemos y comemos nos trae buenos resultados, pero a veces se nos hace difícil si estamos haciendo solos el cambio, por esto necesitamos apoyo. Ya sabemos que comer muchos carbohidratos como las azucares nos hace daño y la verdad es que todo en exceso hace daño y dejar de consumir ciertos productos que nos agradan puede resultar un tanto o completamente difícil. Ahora con lo avanzada que esta la tecnología, tenemos educadores que nos pueden brindar sugerencias factibles para nosotros tanto en persona como en línea, vía internet. En muchos casos puedes pedir ayuda para ti y tu familia, siempre es bueno formar tu propio equipo y que te ayuden a tomar las mejores decisiones.

Empieza a tomar acción y unirte a un grupo de apoyo y hable con esas personas, descongele sus sentimientos y cuente su historia, hable de su experiencia personal. Tener el apoyo de otras personas es mejor que intentar todo solo. Cuando sientas esa fuerte necesidad de hablar con alguien, realiza una llamada a un familiar cercano, en uno que confíes plenamente o un amigo. Puedes enviar mensajes y de seguro vas a recibir el apoyo que tanto necesitas.

Nunca pienses que estas solo, no porque las personas que te rodean no tengan el mismo pensar o no compartan tu sentir no significa que estas solo. Hay muchas aplicaciones en internet que te pueden ayudar a despejar la mente, te lo aseguro, aunque sinceramente no hay nada mejor que tener a una persona con quien hablar y desahogarnos. Cuando vivimos con diabetes primero necesitamos aceptarla, y entender que es una condición de vida que se puede controlar, pero debes estar comprometido y dejarte ayudar por las personas que te aman y los profesionales de la salud.

El hambre emocional causada por la soledad o la angustia.

La ansiedad y el hambre emocional:

La ansiedad puede aparecer tu estando solo o acompañado, que se puede esperar con todas las cosas que pasan a diario. Te aconsejo que no empieces a comer a lo loco, cuando pasen cosas de las cuales no puedas dominar no te desahogues comiendo. Les voy hablar un poco más de cómo combatir el hambre emocional.

El hambre emocional es uno de los signos más visibles cuando algo no anda bien y empezamos a saciar esa hambre repentina que te da con comidas rápidas, papitas, galletas o con lo primero que te encuentres en tu nevera y eso no está correcto porque estas maltratando tu cuerpo, hay que mantener un control emocional. Un control emocional tiene que ver con la conexión que mantiene tu cerebro con tu boca.

Algunos de los signos en los que una persona puede estar vulnerable al hambre emocional son:

☐ La tristeza

☐ El coraje

☐ La felicidad (cuando recibes una gran noticia y te dan esos nervios tan simpáticos en el momento menos oportuno y quieres empezar a comer para digerir tu emoción).

☐ En medio de las preocupaciones, en la universidad, mientras estas frente a tu computadora mucho tiempo, entre otros.

Hay que trabajar con esto tanto por el día como por las noches ya que esto afecta a cualquier hora, en cualquier lugar, pero más cuando uno se encuentra solo. En el momento que le ocurra alguna de estas cosas mejor tómese un gran vaso de agua que te sostenga hasta la hora en la que siempre acostumbras a alimentarte. Tu estado de ánimo influye en los niveles de azúcar y hasta en tu peso corporal. No dejes que tus emociones sean tu debilidad, al final siempre hay resultados y depende de ti cuan positivos o negativos sean para tu vida.

Acerca de las emociones, quiero ampliar el tema del manejo de coraje.

Consejos para un buen manejo del coraje:

1. Identifica las causas que te producen coraje.

2. Haga algo que le haga sentir mejor cada día busque algún entretenimiento que le ayude a liberar el estrés.

3. Admita sus errores, pida disculpas y pida disculpas y acabe con la situación.

4. No participes en argumentos que no te van a llevar a ningún lado.

5. Separe el pasado del presente, NO podemos cambiar el pasado... tenemos que trabajar con el presente.

6. Debemos recordar que los resultados de tu comportamiento están bajo tu control y que eres responsable de los mismos.

7. Empieza a obtener control interno.

8. Mantenga una actitud positiva; tenga confianza en sus habilidades y evite lo pensamientos negativos.

9. Busque aprender a aceptar y manejar lo que no puede cambia.

10. Comparta sus preocupaciones con otras personas.

Actitudes que definen tu altitud:

1. Escucha siempre tus sentimientos, no ignores lo que sientes.

2. Dale un giro 360º a tu vida y no permitas que nadie se interponga en tus metas.

3. Se agradecido con lo que tienes y con lo que te puedas ofrecer a los demás.

4. No critiques, ayuda, ofrece consejos positivos y si no el silencio acompañado de un abrazo puede ser mejor.

5. Disfruta cada momento de tu día.

6. No tomes nada personal.

7. Cultiva una mentalidad optimista ya que varias fuentes de medicina alternativa japonés como la teoría del Dr. Masaru Emoto aseguran que es bueno para la salud y el bienestar.

8. Recuerda la diferencia entre una persona exitosa y tu es que ellos no se pusieron barreras y dieron el primer paso.

9. No tenemos competencia con otras personas, ya es suficiente con los retos que tenemos a diario,

competimos para perfeccionar, porque ya hay suficiente competencia afuera.

10. Motívate para entrenarte mejor en lo que ya sabes hacer, mejora.

11. Trabaja duro para obtener los resultados que tanto deseas.

12. No tengas miedo a presentarte, a hablar con otras personas y comparte lo que sabes porque todos aprendemos algo nuevo cada día.

13. Has de tus mañanas placenteras con un rico aroma como el del café o una vela de calidad.

14. Cuando tengas ansiedad solo respira hondo o cuenta tus pasos.

"Cuando tu creas en algo mantén firme tu honor, aunque estés solo o sola, muchas veces piensan que somos raros, lo que no saben es que no queremos ser tan comunes como ellos. Y en mi opinión ser diferente es mucho mejor que ser común." -Gómez-

Optimiza Tu Control

Optimiza tu control

Los rituales que debemos evitar:

☐ No desayunar.

☐ Desayuno alto en carbohidratos.

☐ Esperar demasiado para comer.

☐ No estar preparado para el día. Siempre haga arreglos, no hay excusas.

La prevención y tratamientos de enfermedades crónicas se pueden combinar con alimentación adecuada y suplementación.

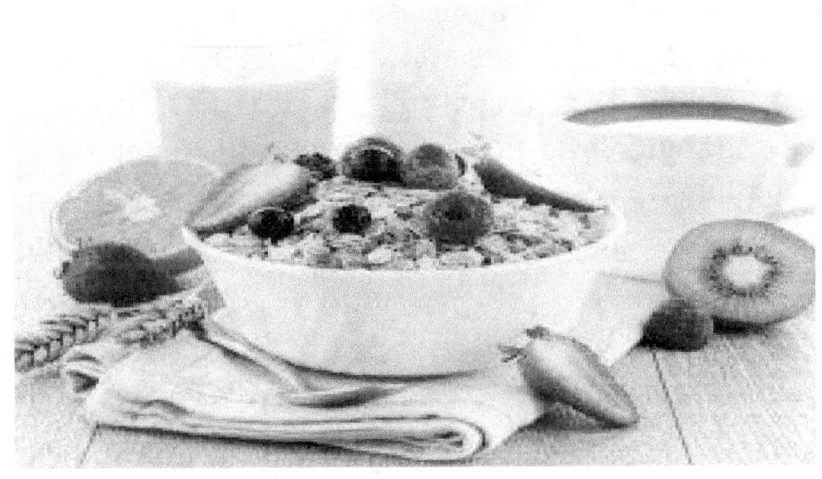

El Desayuno:

- Ayuda a un mejor rendimiento físico e intelectual. Comenzaras un día activo, con mucha energía.
- Ayuda a controlar el peso corporal.
- El estado nutricional se optimiza.
- En las mañanas necesitas proteínas, carbohidrato y fruta o vegetal.
- Un ejemplo de mis favoritos. ½ taza de cereal caliente con pasitas o ½ guineo picadito encima, un huevo hervido con una tapita de pan integral. Como bebida toma 4oz de jugo 100% o 1 taza de café con 4 onzas de Leche baja en grasa (fresca, UHT, evaporada diluida).
- Otro ejemplo pueden ser 5 galletas de Soda (cuadros) o Saladas con 1 ¼ rebanada de queso bajo en grasa (amarillo, blanco o queso crema). Una cucharadita de mantequilla para las galletas y puedes seleccionar 1 taza de papaya, 1 ¼ taza de fresas y 6 onzas de café con leche baja en grasa. También puedes intercambiar la leche del café y tomártelo negro. Para añadir 6 onzas de Yogurt bajo en grasa y sin azúcar a las frutas.

Almuerzo:

- El almuerzo debe ser el plato más liviano del día donde regularmente comemos proteína y vegetales, los carbohidratos son opcionales. Una ensalada preparada a tu gusto con un aderezo liviano al paladar y una carne o pollo bien sazonado, al gusto.

- Evita los acompañantes fritos.
- Si se te hace posible cambiarlo por una batida nutricional ya sea hecha por ti o comprada puede ser de gran ayuda tanto para controlar el peso corporal como los niveles de azúcar en sangre. Esta opción es bien efectiva.
- Si no gustas de las batidas, puedes seguir este ejemplo. ½ taza de pastas, 1 onza de carne magra o 1 onza de camarones. ½ taza de vegetales enlatados. En las frutas puedes optar por 4 onzas de jugo 100% o una fruta fresca 1 ½ taza de melón. 1 cucharadita de aderezo o aceite para los vegetales y ½ taza de mantecado de Vainilla "light".

Cena:

- La cena es importante para mantener un metabolismo equilibrado, con este plato evitas el hambre a horas no adecuadas.
- Consume 2 veces en semana arroz o pastas. Recomiendo el arroz y pastas integrales. La pasta integral es igual de rica que la regular se los aseguro.
- Debes consumir 1 ½ proteína, 1 ½ carbohidrato, 1 porción de fruta y 1 de vegetal.

- Un ejemplo para la cena es: 1 pedazo mediano de viandas hervidas (pana, ñame, malanga, yautía, yuca, plátano, entre otros) o 6 onzas de arroz integral y habichuelas. 1 onza de aves sin piel como pollo o pavo. Vegetales frescos como la lechuga, pepinillo y espinaca. 2 cucharaditas de aderezo bajo en grasa. 4 onzas de jugo 100% o 1 taza de melón "cantaloupe". 4 onzas de leche baja en grasa o 6 onzas de café con leche baja en grasa.

Meriendas:

- Estas deben ser consumidas de 2 a 3 horas luego de una de las comidas principales.
- Te ayudan a controlar el apetito.
- Estimulan al metabolismo.
- Puedes consumir proteína, grasa saludable y fruta.
- Disfruta de alimentos que contengan fibra.
- Consume 6 onzas de Yogurt bajo en grasa, sin azúcar y con 2 cucharadas de granola
- 5 galletas saladas con 2 onzas de Atún en agua o 1 cucharada de mantequilla de maní.
- ½ Sándwich de jamón y queso bajos en grasa.
- ½ taza de frutas enlatadas 100% en su jugo "**No Sugar Added**" y 1 ¼ rebanada de queso.
- 8 onzas de agua.

Las personas que padecen de hipertensión:

- Su alimentación debe ser baja en sal, ósea 1,500mg de sodio por día.
- Su dieta debe tener fibra y potasio.
- Debe hacer ejercicios al menos 30 minutos diarios.
- Evitar comidas congeladas ya que muchas son bien altas en sodio.

Las personas con colesterol elevado:

- Debes evitar las frituras.
- Consumir jugos verdes.

- Consumir alimentos ricos en fibra.
- Empezar a utilizar suplemento de Omega 3 o consumir alimentos ricos en Omega 3 y Omega 6.
- El Omega 6 conlleva una acción antiinflamatoria, que mejora los síntomas de la artritis. Trabajan como cadioprotectores y hacen que la sangre sea más fluida, de esta manera reducen el riesgo de coágulos. Como beneficio también reducen el colesterol malo (LDL) en sangre.
- Las fuentes de Omega 6 son las nueces (avellanas, almendras, pistachos, nueces, maní, semillas de calabaza, entre otros) Aguacates,

Huevos, pan integral, mantequilla de maní, cereales, entre otros.

Fuente de información: Lcda. Figueroa, RDN, LND Nutricionista-Dietista AFA/Rev. 2016

Consejos prácticos:

- Evita las harinas blancas, el maíz y la salsa BBQ. Suben demasiado rápido los niveles de azúcar.
- Investiga que alimentos te ocasionan mala digestión, acidez estomacal, reflujo entre otros y empieza a reducir en los carbohidratos, a tomar más agua y hacerte amigo del de té de manzanilla.
- En las ensaladas siempre agrega un poquito de aceite.
- Mejora tu alimentación.
- Optimizar significa mejorar o perfeccionar.
- Si te sientes enfermo por algún catarro o dolor, recuerda que cualquier problemita te puede subir la azúcar, así que no te desesperes. A pesar de lo mal que te puedas sentir no dejes de monitorear tus niveles, toma mucho líquido y recuerda que muchas veces requiere medicación extra. Eso es normal que pase y de no poder tener control, visita a tu médico.
- Administra tu tiempo para que todo te salga a la hora que debes alimentarte.

En el mensaje del autor les comencé a contar que yo tuve una hospitalización en la cual no me aseguraban y me daban horas de vida. Esto no me paso por ser irresponsable, más bien me paso por ignorante y sobrepasar los límites de mi resistencia. Después de mi segundo embarazo, quede con unas libras demás y quería ponerme en forma. Para ese tiempo estaban promocionando ciertos productos con un reto de ejercicios forzosos. Y yo acepté, no comía de la manera correcta ya que la dieta que me presentaban no era para un diabético, aunque así me lo vendieron y empecé hacer ejercicios con una bolsa plástica puesta por encima de mi ropa. Baje de peso, siempre tenía la azúcar normal, aunque la mayoría de las veces me iba en bajones de azúcar (hipoglucemia). Y de momento me sentía mal, débil, con mucho sueño. Pensé que era normal por todo el ejercicio que hacía. A los dos días empiezo a deteriorarme más, muchos vómitos y dolor de cabeza. Y para mi desgracia era una cetoacidosis diabética. Fue la peor experiencia de mi vida y no quisiera que nadie pasara por eso.

Mi primer DKA fue a los 9 años de edad que fue cuando la detectaron, y este me surgió 10 años después.

¿Qué es cetoacidosis diabética o (DKA)?

Según nuestra fuente de información en línea, la cetoacidosis ocurre cuando la sangre comienza a ponerse ácida por un alto nivel de cetonas, cuando existe una deficiencia de la insulana. Las cetonas son químicos creados por el cuerpo cuando quema grasa para usarla como energía, el cuerpo empieza a emitirlas cuando hay insuficiente insulina para poder utilizar la glucosa que es la fuente original de energía del cuerpo, pero cuando las cetonas se acumulan en la sangre logra que se ponga más ácida y esto se torna bien peligroso ya que un alto nivel de cetonas puede envenenar el cuerpo. Esta es una de las señales de que su diabetes esta fuera de control.

El tratamiento a un DKA requiere hospitalización, pero hay maneras de prevenirlo ya que existen pruebas de orina que lo detectan a tiempo, si sale un alto nivel de cetonas no dude en llamar a su proveedor de salud.

La cetoacidosis ocurre por tres razones:

1. Insuficiente Insulina

2. Insuficiente comida

3. Reacción a la insulina (bajos niveles de azúcar)

Fuente de información en línea:
(*http://www.diabetes.org/es/vivir-con diabetes/complicaciones/cetoacidoses.html*)

Consejos para evitar un DKA

- Siempre verifique sus niveles de azúcar.

- Tome mucha agua.

- Mantenga una rutina de ejercicios y no sea excesivo.

- Si se siente enfermo notifíquelo al médico para ajustar o aumentar las dosis de insulina ya que cuando nuestro cuerpo es invadido por un catarro, los niveles de azúcar comienzan a aumentar y por más que ajustemos a la dieta es poco probable mantener un balance.

- Administre sus insulinas a tiempo. Tome sus medicamentos de rutina.

- Añada algún suplemento vitamínico. Hable con su nutricionista.

Un solo acto lleno de cambios

Llego un momento de que fue crucial para mi vida y la de mis seres queridos, lo que me impulso a leer y a investigar más sobre la diabetes, remedios y disciplinas necesarias para mantener un balance, inclusive investigue sobre posibles curas naturales para esta enfermedad. Les digo que el resultado fue una combinación mitad física y mitad voluntad mental y emocional. Si desea seguir o considerar cada paso que yo le ofrezca sé que va a ser de gran ayuda para usted o su familiar e inclusive para personas que solo desean controlar el apetito o bajar de peso. El solo acto de cambiar de actitud positivamente es la que le traerá muchos cambios que beneficiaran su vida sin lugar a duda. Lo más importante es que no se rinda.

Esto es un conjunto maravilloso.

❖ Comencemos por lo natural, *la canela* tiene significativamente un efecto que mantiene la azúcar balanceada por dos horas después de haber comido. Hay evidencias que indican que promueve las células para absorber más glucosa de la sangre para utilizarla como energía. Puedes utilizar la canela en su desayuno, al menos una cucharada en los cereales calientes, batidos o café.

❖ Debe tomar al menos 34 onzas de agua al día, en el caso de las mujeres si tienen algún problema hormonal o están en periodo deben usar al menos 64 onzas de agua al día para mantener los niveles nítidos.

❖ Si vas hacer ejercicios come una merienda de 30 a 50 minutos antes de empezarlo por ejemplo pera, banana o almendras este tipo de meriendas te ayudan a que tu energía se agote menos rápido y mantengas una estabilidad física.

❖ Haz una combinación semanal de *cardio* combinada con aeróbicos, ya que esto promueve las células y logra que puedas obtener resistencia en los músculos. Si haces cosas que te mantengan activo tus células usaran la glucosa para energías y se mantendrá balanceada.

❖ Puede añadir secciones de "Squats" por algunos 15 minutos en el día, esto le puede beneficiar por 24 horas evitando los picos de azúcar en la sangre.

❖ El Dr. O'keefe recomienda consumir prebióticos naturales diariamente, ya que te ayudaran a mantener tu azúcar controlada y mantienen una flora intestinal saludable.

También recomienda que añadas a tu dieta Greek yogurt.

❖ No consumas en exceso endulzantes artificiales, este tipo de endulzantes tienden a causar que la azúcar suba más adelante en el transcurso de las horas. Yo en lo personal utilizo Stevia, pero también consumo cosas con azúcar negra en cantidades razonables y en mi experiencia la medida es la clave para lograr una estabilidad. Por ejemplo, una cucharada de azúcar equivale a 15 gramos de carbohidratos.

Plan 50-36-14

Mientras buscaba ayuda para mejorar mi habito de nutrición encontré este plan que me ha funcionado perfectamente y he logrado lo que tanto quería una vida llena de plenitud y bienestar. En *Pennington Biomedical Research Center* hicieron unos estudios donde dice que el peor horario para poder controlar la azúcar es de 7:00pm hasta 7:00am y el más conveniente para aplicar este plan es de 7:00am hasta 7:00pm. El Sr. Peterson uno de los autores de este estudio nos explica que "el páncreas tiene mayor acción con la insulina en las mañanas para procesar la glucosa mucho más rápido y luego que llegan las 3:00pm va bajando la densidad hasta que llegan las 7:00pm" Según la explicación podemos entender que el tiempo es otro factor importante que tenemos que ajustar.

El plan 50-36-14 trata de porcientos en las comidas y regulación de tiempo. Ambos factores son importantes para lograr un balance. Es bien parecido a lo que conocemos como *El Plato Nutricional*.

Indicadores de este plan:

- No se debe comer tarde ósea después de las 7:00pm porque lamentablemente esas horas son cruciales para la recuperación del cuerpo y evitamos que el metabolismo se ponga lento. Para las personas que necesitamos una merienda las 9:00pm es un horario particular para ingerir alguna fruta como la manzana verde o roja o un yogurt plain, Greek o bajo en grasa tomando en cuenta las calorías y azucares añadidas.

- Para prevenir los picos altos y los bajones de azúcar (hipoglucemia) debe de aplicar el primer paso.

- ✓ Paso 1- Comer un buen desayuno donde obtengas el 50% de tus calorías.

- ✓ Paso 2- Durante el almuerzo solo vas a utiliza el 34% de tus calorías.

✓ Paso 3- En la cena debes utilizar el 14% de las calorías diarias.

✓ Paso 4- Para mantener la azúcar más estable y aprovechar todos los nutrientes debes comer primero los vegetales y proteínas que se encuentren en tu plato y luego de eso comer los carbohidratos. El Dr. Aronne según su estudio nos indica que las verduras y proteínas retrasan la liberación de los carbohidratos desde el estómago, lo que mantiene la glucosa estable y también puede desencadenar o liberar una hormona que controlan los niveles de azúcar que se encuentran en el intestino.

✓ Paso 5- Añadir prebióticos en tu nutrición diariamente.

✓ Si tienes en algún momento problemas en el estómago como gases, dolor o sientes hinchazón debes añadir a tu dieta 64 onzas de agua. 25 gramos de fibra por ejemplo 1 taza de lentejas, una manzana o media taza de almendras. Siempre sugiero comer melón ya que es bastante refrescante al igual que la papaya bien fría.

✓ Si eres amante del pan o te gusta acompañar tus comidas con un pedazo de pan o arroz te sugiero que lo mojes con un poco de aceite de oliva, al pan le puedes añadir un toque de vinagre esto puede disminuir desde un 25% hasta un 35% la azúcar, todo esto se los digo de acurdo con un estudio estipulado con *Journal of the American College of Cardiology.* Los expertos creen que la acidez del vinagre ayuda a que la digestión sea despacio y previene el aumento de la glucosa. Las grasas mono-saturadas en el aceite de oliva ayudan a regular la respuesta de insulina en el cuerpo y a mantener un control de la azúcar efectivamente. Se recomienda el uso del aceite de oliva extra virgen ya que sus componentes químicos naturales benefician nuestra salud y bienestar.

En este plan nutricional también conlleva esfuerzo físico.

Siempre que puedas salir de tu casa es mejor, al aire libre ves la vida desde otra perspectiva y renuevas tus pensamientos. Esta parte te va ayudar a controlar el apetito. Combate el estrés y la ansiedad.

- ✓ Salir a caminar al parque, cerca de tu hogar ya sea urbanización o campo y la playa. En lo personal yo vivo en campo y me fascina inclusive he invitado a personas a que se unan conmigo a caminar.

- ✓ Lleve consigo unas pesitas de una o dos libras, agua y una toallita.

✓ También puedes optar por 15 minutos entre bailar con música súper movida.

✓ Utilice estos momentos de salir para reflexionar, no se cargue al contrario suelte todo lo que está pensando en ese momento. Haga respiraciones cortas y otras largas y profundas. No deje que ese espacio personal nadie lo invada.

La comida provee energía a nuestros cuerpos para poder mantenerse activos por esto es que nuestro desayuno es la comida más importante del día. Uno de los datos que aprendí en *Open University* en el curso *"The Science of Nutrition"* es que una persona sin comida puede vivir algunas pocas semanas, pero sin agua solo puede vivir unos cuantos días.

Este encuentro en particular me hizo recapturar el tema de la nutrición en un diabético. El desayuno debe ser un hábito, no debe ser una opción y punto.

Ejemplos de un 50% en el desayuno:

❖ Avena, banana y un Greek Yogurt. *Opción de 4oz de jugo, leche o café.* *

❖ Revoltillo de dos huevos, 1 porción jamón de pavo y pedacitos de tomate. 1 rebanada de pan con mantequilla. *Opción de 4oz de jugo, leche o café.* *

❖ Avena con canela, fresa y guineo. 1 tostada con mantequilla. *Opción de 4oz de jugo, leche o café.**

36% en el almuerzo:

❖ Sandwich de jamón de pavo con queso provolone, un pedacito de melón (el de su preferencia). *Opción 4oz de jugo, leche o café y añade de 8oz a 16oz de agua.**

❖ Sopas de vegetales con ½ taza de arroz integral. Un pedacito de melón de su preferencia o una mañana pequeña. *Opción 4oz de leche o café y añade de 8oz a 16oz de agua.**

❖ Majado de berenjena con carne molida y queso de papa rayado. *Opción 4oz de jugo, leche o café y añade de 8oz a 16oz de agua.**

❖ Papas hervidas con pedacitos de zanahoria, 1 pechuguita de pollo al vapor o al ajillo. ½ guineo o un pedazo de melón de su preferencia. *Opción 4oz de jugo, leche o café y añade de 8oz a 16oz de agua.**

❖ También puedes utilizar una batida para regular la azúcar y promover el metabolismo como las batidas que yo utilizo.

14 % en la cena:

❖ Puedes crear una ensalada a tu gusto y antojo sin exceder los límites con los aderezos. Añada pescado como la tilapia, la tuna, mahi mahi y el swai. *Opción 4oz de jugo o leche y añade de 8oz a 16oz de agua.**

❖ La proteína debe añadirle ensalada, ya sea un rico steak o un pollo guisado añádele siempre el vegetal. *Opción 4oz de jugo o leche y añade de 8oz a 16oz de agua.**

❖ ½ taza de arroz integral y habichuelitas tiernas. Lo puedes acompañar de pescado, carne o pollo. *Opción 4oz de jugo o leche y añade de 8oz a 16oz de agua.**

Estos son solo algunos ejemplos porque la realidad es que tenemos muchas opciones, la medida es importante y el tiempo que le dediques a conocerte. Lo recomendable es que si vas hacer cambios en tu nutrición te tomes la muestra 2 horas después de haber comido para ver cómo te va con los cambios. Siempre toma notas, compra "Sticky Notes" te ayudaran a ver los resultados.

Además de nutrición y actividad física también necesitamos dormir.

¿Qué es un sueño de calidad?

Un sueño de calidad no tiene que ver con cuantas horas tú duermes es la cantidad que duermes realmente. Muchas personas no tienen una buena calidad de sueño y se levantan súper exhaustas cada mañana, le pesan hasta los pies, se levantan de mal humor o con ganas de seguir en la cama, pero el deber no se los permite. Y esto hace que cuenten sus horas con una alarma y se dicen así mismas que esas horas son suficientes y sí es posible que sean suficientes para su cuerpo, pero ¿y para su estado de ánimo lo serán?

Una buena calidad de dormir te permite una vida saludable y productiva ya que te ayuda a tener un buen estado de ánimo, una buena memoria y te da la habilidad de enfocarte. Además de que te ayuda a enfermarte menos.

Estrategias para obtener tranquilidad y estabilidad a la hora de dormir:

> ✓ Hacer ejercicios proporciona cansancio y esto te ayuda a dormir mejor en cantidad y naturalmente.

✓ Luego de salir con tus amistades e ir a pasarla bien también te ayuda a mantener una mente m as relajada.

✓ Sustituir la leche por leche de almendras con sabor a vainilla sin endulzantes o azucares.

✓ Comer bastante pescado a la semana en especial tuna. El Dr. Oscar Del Brutto nos informa "estos peces contienen Omega 3-ácidos grasos poli-saturados que mejoran la producción de serotonina que es un neurotransmisor que está involucrado en la regulación del sueño".

✓ Haga 4 respiraciones profundas antes de dormir y la quinta haga la pasivamente, cada vez que se levante haga la misma técnica. Hacer estas respiraciones ayuda a regular el sistema nervioso contrayendo y disminuyendo los efectos del estrés y mantiene el cuerpo calmado listo para dormir un sueño de calidad.

"El cambio no es una opción, es una decisión que respalda tus valores y te mantiene firme. Cuando decides hacer ese cambio en cualquier aspecto de tu vida es porque deseas mejorar, pero debes trabajarlo desde el interior, se firme y honesto contigo." (Tanya)

Diabéticos en acción

Quiero decirles a los jóvenes que batallan con esto en la escuela, que no se rindan, practiquen un deporte y aprendan a tocar un instrumento. Padres de niños diabéticos que me leen, ustedes son el soporte total de sus niños y así ya estén grandes créanme ustedes son nuestro apoyo solido incondicionalmente. No es fácil esta lucha con tantas altas y bajas, pero estamos unidos por la causa. Somos guerreros de luz, no es fácil, pero vamos hacia adelante.

En ocasiones y en diferentes circunstancias el sentimiento de negatividad se produce bajo estrés o surgen de algún evento negativo en el día, pero hay que recordar que solo son momentos que no vuelven a pasar y no puede perder tiempo en acariciarlos y seguir agotando tus fuerzas. Busca solución y si no la encuentras busca opciones, siempre hay una salida y si no busca alguien que tenga experiencia, pero no te agobies. El asistir una iglesia o congregación puede ser de mucha ayuda y refugio para nuestra alma. Muchas veces sentimos ese vacío tan grande, como si algo te faltara, en ese momento busca de Dios porque Él es maravilloso y siempre nos brinda la fortaleza que necesitamos. Él es el Oidor de la oración y nuestro soporte en los momentos más difíciles.

Cuando tenemos hambre comemos alimento, pues así es cuando te sientes vacío y sin propósito en la vida ¿sabes tú por qué? Simplemente necesitas alimento espiritual. La Biblia tiene la palabra que necesitas hoy. Entrega tu dolor a Dios y Él te sostendrá, te llevará de la mano y te abrazará en momentos de soledad. Si aún no asistes a ninguna iglesia o congregación te invito a que lo hagas. Entabla un estudio bíblico, mantén ocupada tu mente en las cosas que te agradan.

No es fácil estar puyándose los dedos todos los días, unas cuantas veces o para las personas que se inyectan insulina subcutáneamente 2 y 4 veces al día. Uno se cansa, a veces quieres explotar en llanto cuando sientes tus brazos duros o la barriga de tanto inyectarse. Yo le llamo a esta etapa desnutrición del alma diabética, por eso si estas rodeado de personas que te apoyen y mantienes un equilibrio mental enfocándote en otras cosas se nos hace más llevadera nuestra condición. Inclusive cuando estamos irritables podemos manejar mejor esos cambios de ánimo. En muchos lugares celebran ferias de Salud, es bueno que puedas asistir y participar de ellas y que lleves a las personas que amas contigo, detectar a tiempo la diabetes, la alta presión arterial entre otras condiciones que se puedan detectar a tiempo será un paso favorable para comenzar con tu equipo de apoyo.

Hay que apoyar también a los que nos rodean recuerde que muchas personas pueden desarrollar prediabetes o diabetes sin saberlo. Habla con ellos y oriéntalos de que hablen con su médico que se hagan una prueba de azúcar lo antes posible.

Planifique su semana, haga una agenda con las actividades que piensas hacer por ti y no hay que ser egoísta con el tiempo. El tiempo es algo que podemos manejar, igual que la diabetes que es manejable si te lo propones. Nuestros puntos de acción son fundamentales en nuestra vida porque tenemos que observar que nuestra alimentación sea lo más saludable posible y que nuestros medicamentos estén al día, pero también necesitamos de una herramienta súper importante y es un plan de ejercicios. Ahora bien, siempre es bueno contar con apoyo y cada vez que vayas hacer ejercicios invítalos y que te acompañen para que sea más efectivo y divertido.

Valora toda persona que piense en ti y considere tus sentimientos y esfuerzos. No le eches la culpa al mundo, tú eres el general de tu cuerpo, eres fuerte y valioso. **NO TE RINDAS**.

Lo que debemos saber y aplicar a diario. Para empezar a tener control de tu tiempo debes tener 3 hábitos que no deben ser negociables:
  - ✓ Acostarse a tiempo
  - ✓ Levantarse temprano
  - ✓ Anotar tus resultados del glucómetro.

Debes dar el primer paso, todo poco a poco y hazte un hábito y luego avanza. Por esto recalco mucho el descanso, las horas sagradas para el sueño. Porque nuestro organismo está en una lucha constante y muchas veces de noche es peor y uno tiende a sentirse muy cansado al amanecer, con sed o desbalanceado y a veces con hormigueo en los pies.

Dormir es una de las funciones más importantes del cuerpo para que nuestro cuerpo se pueda recuperar de toda la actividad que se hace durante el día y nos brinda energía y podemos sentirnos más saludables. No sé ustedes, pero a veces de tanto cansancio sientes que te pesa la vista, siempre recuerda darle prioridad al descanso de tu cuerpo para que puedas lograr todo lo que te propongas.

Levantarte temprano debe tener un propósito, busca cuál es tu razón para levantarte y abandonar tu cama. Y hazte el propósito de hacer algo que te guste todos los días, te aconsejo que programes una alarma y si puedes tomar café mucho mejor. Pon todo tu esfuerzo en no pensar tanto en la comida, empieza a leer revistas o utilizar aplicaciones como lo es (Pinterest) entre otros que te ofrezcan ideas y consejos para simplificar tu vida y la de tu familia. Hacer cosas sencillas te ayudara a ahorrar tiempo, como reciclar algunos artículos te ayudara a ahorrar dinero y este tipo de información están al alcance de todos. Si eres estudiante también aplica consejos en el ahorro de tiempo y así puedas mantener tu azúcar controlada, a veces los horarios tienden a afectar nuestra rutina diaria.

Haz una lista de tus proyectos y metas a lo largo de tres meses y da prioridad a lo que va a mejorar tu calidad de vida. Todos los días debes dedicarte de 30 a 50 minutos para tu cuidado personal, siempre verifica tus pies y las uñas. Si tienes algo recuerda que como diabéticos nuestras piernas son súper importantes por eso es bueno siempre las observe por si ve algún cambio y cualquier situación comuníquelo al doctor. A veces como diabéticos nuestra piel se puede resecar a menudo y eso nos hace sentir incomodos, pero no se preocupe hay muchas soluciones para esto, en el capítulo de "La diabetes, motivación y naturaleza les mostrare mucho más".

Tú eres valioso y tu tiempo también, todo el tiempo que pierdas en preocupaciones que se puedan solucionar es tiempo que vas a perder y no vas a poder recuperar. Es posible que no puedas cambiar ciertas cosas que pasan alrededor de ti, pero desde ahora te digo que puedes empezar a cambiar todo lo que te va a suceder a ti. Tu mente es poderosa puedes lograr un control.

Entrena tu ser, tu cuerpo, levanta los brazos y respira. Te sientes bien continua, te sientes mal, recupera y empieza con la disciplina que tu mente necesita. Somos un campo lleno de energía y si atraemos cosas buenas, pues cosas buenas nos van a suceder, todas nuestras células componen lo que somos, vamos a cuidarnos y a dar el ciento por ciento de nosotros. Quiero compartir esta frase con ustedes "Si crees totalmente en ti mismo, no habrá nada que esté fuera de tus posibilidades." Escrito por (Wayne W. Dyer)

El horario

Verifica las horas del día en las cuales eres más productivo y esta alerta, ya sea am o pm separa ese horario y saca la mayor ventaja y beneficios. Si en algún momento del día te empiezas a sentir desorientado o necesitas apoyo en algo, no te quedes parado y pide ayuda para que puedas hacer las cosas sin necesidad de detenerte y atrasar tus objetivos del día. Enfócate en una tarea hasta que termines y luego sigue con la otra ya que hacer dos tareas completamente distintas te puede robar la concentración, a veces le damos prioridad a elementos que no son tan importantes. Si tienes problemas de concentración, toma un descanso sin distracciones, desconéctate y ponle límites al teléfono y aplicaciones de redes sociales.

Debes darte tiempo para saludar y sonreír. La sonrisa es poderosa y el prestar atención a los demás te ayudara a desenvolver todas las cargas que tenemos. Las sonrisas son gratis, así que si vez a alguien triste no dudes en regalarle una, de seguro se sentirá mejor. Dicen que "las nubes grises son parte del paisaje", pues procura andar con un pincel o un rolo con pintura y cambia la perspectiva de tu día, porque es tu vida.

Siempre les aconsejo a los jovencitos y universitarios que tengan un tablero de motivación que contenga frases motivacionales, metas que quieres lograr, determinaciones como "despierta, tu puedes lograrlo, no te rindas, sigue que tú puedes, toma mucha agua, no olvides a los que te aman y tu amas" También puedes poner los valores de azúcar normales que quieres tener durante tu semana, o sea las metas y también si deseas perder libras pues anota lo que vas hacer. Por ejemplo, la mí tablero de motivación decía que "si quieres moverte, hazlo ya" y también me decía "Vamos por un estilo de vida saludable OH, ¡YES!" "Quiero ver en mi glucómetro antes de comer de 70 – 99mg/gL o despúes de las comidas un 100- 145 mg/gL" "Eres fuerte" "Tus hijos te necesitan" "Tus amigas te aman" "Tu familia está presente" "no olvides la merienda" y en la semana quitaba algo y ponía alguna frase de motivación o algún texto que me inspirara a tener un buen día. Siempre he buscado la manera de no enfriarme y motivarme cada día más.

No les niego que el acercarme cada día más a Dios, leer su palabra, esperar en sus promesas y orar me ha ayudado bastante. Utilice los domingos para compartir y hacer actividades en grupo, ya sea con la familia, amigos y conocidos. Le aseguro que sus noches de los domingos será de las mejores y te va a ayudar a comenzar la semana más refrescado y con positivismo. No deje de compartir con los demás, haga carne asada con vegetales o puedes hacer "popcorn" orgánico y hacer un cine fiesta, inventa lo que quieras. Lo único que te pido es que te diviertas y lo negativo has que te resbale.

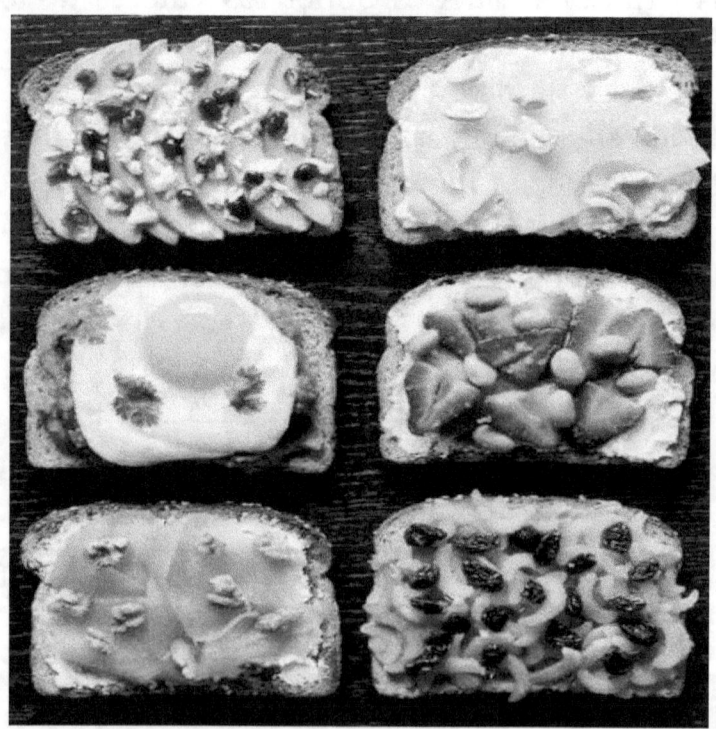

Reinventa tus meriendas, no tienen que ser aburridas.

La diabetes, motivación y la naturaleza

Hoy en día la naturaleza influye mucho en la Diabetes y otros tipos de enfermedades crónicas que solo tienen tratamiento y todos estamos ansiosos porque encuentren la cura. En lo que encuentran tan valioso remedio, tenemos que empezar a buscar alternativas que nos ayuden a controlar nuestra diabetes y peso corporal. Esto es cuestión de actitud, no es cuanto tú sepas, es tu actitud lo que te define. En lo personal cada día vigilo que mi ingesta de agua sea la adecuada para evitar deshidratación y cambio mi almuerzo por un batido que contiene ingredientes auténticos y que no son alterados para poder ayudar a mi metabolismo apoyándolo completamente, ayudando a reducir los picos de azúcar en sangre.

Muchas empresas han querido ofrecer un sinnúmero de productos supuestamente para ayudarnos a controlar el peso y la diabetes y rápido lo resuelven con pastillas, dietas rigurosas y batidas que saben a tiza y entre otras opciones que nos dan. Gracias a Dios encontré la respuesta en algo simple, sencillo y su costo no es elevado. Les voy a compartir información sobre algunos frutos y productos naturales que me han funcionado, son ricos en sabor y ricos en beneficios. Les recomiendo por experiencia propia siempre que haga cambios saludables en su dieta, siempre anote los resultados y si tienes que hacer ajustes hágalo y notifique a su médico los cambios que ha hecho y como se siente con ellos.

Los teses de manzanilla y la hoja de melaleuca son excelentes tanto para la diabetes, como para la tiroides y ayuda a controlar la ansiedad. Si utilizas manzanilla y anís juntos van a favorecer de vez el sistema digestivo. En algunos estudios de casos la manzanilla ha ayudado a la cicatrización y reconstrucción del tejido y posee propiedades anti-inflamatorias y antibacterianas.

La papaya posee excelentes beneficios para las personas que desean mantener un peso saludable, inclusive los niños deberían comer al menos ½ taza de esta rica fruta.

Los teses de hoja de gandul les ha funcionado a muchas personas a bajar su índice glicémico inclusive hay personas que no han tenido que disminuir las cantidades de insulina, por ejemplo, si estas a punto de tener algún tipo de cirugía, pero tu diabetes no está lo suficientemente controlada para poder hacer la intervención puede intentar con este remedio natural.

La hoja de Chaya muchas personas la utilizan como medicina alternativa y me la han recomendado, pero no soy fanática de utilizar muchos remedios a la vez y me quedo con lo conocido y tradicional en cuestión de la hora del té, les puedo indicar que es orgánica y promueve el metabolismo haciendo que este naturalmente responda, ojo al diabético los teses de esta hoja suelen bajar mucho la azúcar por esto hay que estar en constante monitoreo.

Considero indudablemente la naturaleza nos bendice cada día y estoy a favor de ella ya que es nuestra medicina alternativa y en el futuro entiendo que va a ser nuestra mejor opción. Si observamos nuestro alrededor antes no había tanta contaminación, ni tantas opciones en la alimentación como lo es la comida rápida, las papas deshidratadas empacadas y las sodas tanto azucaradas como las que dicen ser de dieta.

Las personas duraban mucho más y todo se atribuía a su alimentación, las opciones eran más saludables porque eran alimentos que pasaban de la tierra cultivada o de los arboles a la mesa del hogar, no había nada mejor. Sin embargo, ahora para hacernos la vida un poco más fácil nos ofrecen más comidas enlatadas, congeladas y procesadas de maneras diferentes. Por esto yo les incito que si usted quiere hacer una rica sopa o un buen guiso hágalo con alimentos frescos, ya que los congelados y los enlatados no son la mejor opción. No digo que no los coma ya que en ciertos casos cuando no hay opción, pues no la hay. Pero siempre que tenga la oportunidad, hágalo.

Pongamos por ejemplo e imagina que eres lo que comes, ¿hacia dónde se inclinaría tu balanza? A la calidad o la poca calidad o qué tal si te calificas del 1 al 10 ¿Qué puntuación te darías? Es tiempo de reflexionar lo que quieres para ti, reflexionar en lo que compras cada vez que vas al supermercado o la plaza. Cuando compras ropa nueva para una ocasión es porque quieres lucir espectacular, cuando compras cremas para la piel es para que tu piel esté humectada y luzca radiante, pero sabes una cosa comprar alimentos es lo mismo porque lo compras con la intención de verte saludable. La belleza, la salud y la conformidad nacen dentro de ti, y se refleja en tu piel.

Alimentos saludables y adecuados para el buen manejo de la glucosa en sangre

Las espinacas son fuente de fibra, vitamina A y antioxidantes.

La papaya contiene antioxidantes y fibras que ayudan a digerir las grasas mucho mejor.

Los nopales ayudan a evitar el estreñimiento, es bajo en carbohidratos y disminuye los niveles de azúcar en sangre.

Las almendras son una fuente poderosa de vitamina E (antioxidante), fibra y proteína Contienen triptófano, un aminoácido relacionado con la sensación de llenura. Este aminoácido libera un neurotransmisor conocido como serotonina, el cual se encarga de regular el apetito. La piña, la menta y el jengibre también son de gran ayuda para mantener saludable el sistema digestivo.

Manzanas son ricas en quercetina, un antioxidante que protege al cerebro de enfermedades neurodegenerativas.

Las ciruelas apoyan la circulación y el sistema digestivo.

Las nueces y el guineo con moderación ayudan a mejorar tanto la circulación como la salud de los ojos.

Ajo es un antiinflamatorio y promueve la salud del corazón.

El té verde ayuda a desintoxicar tu cuerpo ya que tiene propiedades moleculares que promueven el gasto de energía del cuerpo. Estudios han asociado el consumo del té verde con la pérdida de grasa abdominal.
–Fuente: (Nutrioli)–

La toronja contiene un nutriente conocido como inositol que se identifica como una vitamina B8 la cual tiene propiedades lipotróficas. El inositol, así como la colina también tienen una participación activa en el metabolismo de las grasas y previene la acumulación a nivel de hígado y a la vez en el cuerpo. Otro de los beneficios del inositol es que da alivio a la depresión, a los ataques de pánico y protege las células de la oxidación.

Alimentos ricos en fibra, ayudan a mantener el sistema cardiovascular y digestivo saludable.
La zanahoria es rica en antioxidantes y ayuda a la salud visual, así como la toronja rosada.
Otros de los frutos que yo consumo son la acerola y la china ya que son una fuente rica en vitamina C.
–Fuente: (lasaludi.info)–

Alimentos que particularmente debemos evitar:

-Leche condensada
-Maví
-Refrescos regulares
-Maltas
-Dulces de repostería
-Frutas enlatadas en *"Heavy Syrup"*

Alimentos libres ilimitados

-Café negro
-Té sin azúcar
-Vainilla
-Endulzadores *(Splenda, Stevia)*
-Limón
-Caldos sin grasa
-Especias

Quiero indagar que hay diversos doctores que no creen en los poderes de la naturaleza, pero les pido que no se desanimen si escuchan algún comentario negativo. Personalmente mis doctores van de la mano con la naturaleza, gracias a Dios no me ha tocado alguna mala experiencia en cuanto a eso. Si lo que estás haciendo te está ayudando a mejorar y no tienes que depender de altas dosis de insulina, no te rindas y siempre lleva un registro de lo que haces, ingieras algo nuevo y el tiempo de ejercicios que hagas. El bienestar y la naturaleza van de la mano por esto intensifique su búsqueda.

Información para el Bienestar

¿Qué es el índice glucémico?

Usted se preguntará ¿Qué tiene que ver esto con motivación? Me explico después que termines de leer esta información se sentirá cómodo y seguro. Vera que no es difícil llevar una nutrición saludable y una vida de calidad.

El índice glucémico (IG) mide la rapidez y la cantidad que un alimento pueda aumentar los niveles de azúcar en sangre. Es una escala donde a cada alimento se le asigna un valor en una escala del 0 al 100, que te indicará cuán rápido aumenta el nivel de azúcar en la sangre después de dos horas de haber consumido el alimento. El (IG) puede ser una fuente especial para poder planear una comida saludable y poder controlar los niveles de azúcar en sangre.

- IG ALTO > 70 o más
- IG MEDIO > 55 a 69
- IG BAJO > 54 o menos.

I. Cuando se obtiene un **índice glucémico alto**, la energía se libera mucho más rápido, sientes hambre más pronto y por ende comes más.	II. Cuando tenemos presente un índice glucémico bajo, la energía trabaja más lento, nos sentimos llenos o satisfechos por más tiempo y comemos una cantidad razonable.
Ejemplos de alimentos con un IG alto: tenemos el pan blanco, arroz blanco, pastas, papitas fritas, dulces, hojuelas de maíz y los pretzels.	Ejemplos de alimentos con un IG bajo: las verduras, las frutas, los granos integrales, nueces, frijoles rojos, la remolacha y las legumbres.

Nota: Mientras menos procesados sean los alimentos, más bajo va a ser el índice glucémico. También los alimentos ricos en fibras reducen ese (IG). Los alimentos como las grasas y la carne que no contienen carbohidratos no tienen un índice glucémico.

Un consejo que ofrecen los expertos es que comamos solo los carbohidratos que presentan un 45 o menos de IG, porque los que son mayor de 64 entran más rápido en la sangre que la misma azúcar. Los carbohidratos siempre deben estar acompañados con proteínas, grasas o fibra para poder reducir el IG del mismo.

Algunos ejemplos en los vegetales:
El IG de una papa asada puede ser de 85 sin embargo las zanahorias obtienen un valor de 49.

Ejemplos en las frutas:
El IG de la piña es de un 66 sin embargo la manzana obtiene un valor de 38.

Ejemplos en los endulzantes:
El IG de la glucosa es de 100, de la fructuosa 22, la surculosa 7 y la Stevia obtiene un valor de 3.

Ejemplo en los granos y cereales:
El arroz blanco obtiene un IG de 58 mientras que el arroz integral tiene un IG de 55.
El IG del pan francés es de 95 sin embargo el pan pita obtiene un valor de 45.

Ahora bien, los niveles más altos de índice glucémico los va a encontrar en:
1. Bebidas alcohólicas- algunas están hechas con jugo, soda o azucares.

2. Todo tipo de dulces.

3. Sodas o bebidas de jugos refrescantes endulzadas.

4. En todos los alimentos refinados- ya sean cereales, arroz, galletitas y pan.

5. Las papas asadas.

6. Azucares

Después de toda esta información podemos observar que comer alimentos adecuados es la base fundamental para el éxito de cualquier plan para vivir una vida saludable. Tome o coma fibra todos los días, manténgase hidratado y siempre maximice su nutrición con vitaminas.

Puede encontrar más información en:

(http://www.diabetes.org/es/alimentos-y-actividad-fisica/alimentos/que-voy-a-comer/comprension-de-los-carbohidratos/indice-glucemico-y-diabetes.html)

Consejos para mantener un plan saludable desde la A-Z

a. Siempre planifica. Ten una idea de que vas a comer durante el día.

b. Se proactivo. Puedes buscar en el internet recetas de comidas que se hacen en poco tiempo y son saludables, en mi caso la aplicación de Pinterest es la mejor en todos los casos de recetas para diabéticos, inclusive puedes leer la revista *Dibetic Living*. Y preparar tu propio recetario *online*.

c. Evita sentarte cerca de los entremeses dulces en una fiesta o reunión.

d. Nunca evites una comida para poder eliminar calorías, eso no es correcto y descontrola el metabolismo.

e. En la merienda de las 9:00pm puedes consumir yogurt bajo en grasa 1% o *fat free*, puede ser *plain* o *Greek style*.

f. Nunca llegues a un sitio o evento con hambre ya que es una ventana abierta a posibles comidas que no son saludables. Si no te da tiempo de arreglártelas puedes optar por una fruta como manzana, un palito de queso, un paquetito de galletas integrales, entre otras opciones que son ricas y no hay que sacrificarse tanto.

g. Intenta mirar de otra perspectiva la comida, míralo como algo especial. Disfruta cada bocado, saboréalo. Haz que se conecte contigo. Imagina un rico pedazo de salmón sazonado con limón, sal y cilantrillo y unas ricas papas majadas con un *gravy* o aderezo light hecho en casa. Esto hace que tu paladar acepte el arte de cocinar.

h. En el arte de cocinar puedes añadir música, esto te mantendrá enfocado en lo que vas hacer. Inclusive te sentirás relajado cuando estés preparando tu plato.

i. Para combatir la pesadez, la inflación y ayudar al sistema inmunológico puedes prepararte una batuda de guineo, mango y zanahoria. Las porciones deben ser las recomendadas por tu nutricionista, a mi parecer yo las preparo de la siguiente manera: ½ guineo, 1/3 mango y 1/3 de zanahoria y una 1 cdta. de Stevia.

j. Limita el consumo de arroz y leche. La leche debe ser baja en grasa.

k. Si vas a comenzar una dieta libre de gluten siempre observa las etiquetas y verifica si los productos están enriquecidos con vitaminas y minerales. Para más información puedes buscar en la dirección de internet: *www.diabeticlivingonline.com/gluten-free*

l. Añade a tu dieta, pescado, vegetales y nueces sin sal.

m. Evite las frutas secas son muy altas en azúcar.

n. La vitamina D es muy importante, por lo menos yo trato de comer alimentos ricos en esta vitamina como lo es el queso *cottage*, *Greek yogurt* y tomo 10 minutos al sol en la mañana sin que los rayos del sol afecten mi piel o visión.

o. Muchas veces las alarmas nos ayudan de cierta manera, a veces estamos en el centro comercial de compras o visitando la familia y el tiempo pasa volando por las actividades que hacemos, ponga una alarma de ser necesario para que no brinque las comidas.

p. Convierta la música con ritmo en un escape físico-mental. Si no puede ir al parque o al gimnasio haga su propio estilo de baile y muévase junto a sus hermanos, hijos, nietos o amigos. Es súper reír y bailar a la vez. Y si estas solo pues tumba la casa con tu música, "wujuu" haz lo que desees en ese momento menos tirarte a un sillón a ver tv.

q. Tu centro debe ser la moderación y tu clave para el éxito la disciplina.

r. No use ropa entallada que le apriete, ni zapatos que le guayen el talón. Siempre hay que estar cómodo.

s. No sobrecargue su cartera o bulto. Tenga un control a la hora de cargar cosas pesadas, tenga un límite y pida ayuda.

t. No utilice programas de ejercicios que fuercen su potencial físico. Evite la deshidratación.

u. No consuma todo lo que le digan es bueno para usted, todos los cuerpos son distintos y en el mercado hay una gran competencia de productos que luego vemos en televisión son perjudiciales porque no llevan el tiempo adecuado en investigaciones precisas, recuerden un cuerpo con valores normales no trabaja como el de un diabético. El vendedor tiene un propósito y es cumplir con su cuota de ventas.

v. Cualquier producto que usted vaya a consumir verifique si la empresa lleva mucho tiempo en el mercado y vea videos que lo instruyan sobre el producto, pregunte a otras personas que lo utilizan para saber sobre su experiencia. Y luego decida ya que hay productos con gran efectividad y nos ayudan a controlar nuestra azúcar en sangre muy bien.

w. La fibra es bien importante en nuestra dieta y para el sistema digestivo.

x. Evita las comidas procesadas.

y. Combina tus miedos con tus habilidades. Veras lo fuerte que eres y nunca perderás el reto de vivir con diabetes.

z. En tu hogar siempre prende una velita o ten un quemador con una rica esencia para que el ambiente se torne más relajante.

LA GENTE DÉBIL QUE
NO ALCANZA SUS
SUEÑOS SIEMPRE
QUIERE ACABAR CON
LOS TUYOS. NO LOS
ESCUCHES!

No te rindas

En este preciso momento te pido que olvides todas las razones por las que tú piensas que no funcionara tu plan y quiero que te enfoques en una sola razón, en la que crees, sabes y apostarías todo por la que si va a funcionar. Cada día agradece quien eres ahora y no te rindas, sigue luchando por quien quieres ser y siempre busca la manera de mejorar, porque para estancarse solo hay que quedarse sentado, no dejes que la diabetes determine tu manera de vivir, en donde quieres estar en el futuro, no permitas que se vea afectada tu calidad de vida.
Yo me pongo en tus zapatos, yo soy diabética tipo 1 y tengo tres hijos por quien vivir y luchar.

Créanme estar aquí brindando apoyo no es tan fácil porque mientras ayudo a otros yo tengo que seguir entrenando mi conciencia y mi mente, saben porque es importante este tipo de entrenamiento porque tú sabes dónde estás parado hoy pero no sabes dónde vas a estar en un mañana, a qué situación te vas a enfrentar o si tienes que ayudar a un familiar o amigo a enfrentar algo de imprevisto. Los cambios a veces suelen suceder y solo cuesta aceptar el cambio y seguir hacia adelante. Para poder alcanzar la victoria, tenemos que empezar a aceptar los cambios como que ya son inevitables y que pertenecemos a un *"Diabetic Challenge"* o "reto diabético" y así se nos hace más factible lograr tus metas. Como seres humanos nos encanta por naturaleza que nos reten, esto pasa desde que somos pequeños retábamos a nuestros padres y luego a nuestros compañeros de escuela y todavía es la hora que siendo adultos los retos son nuestro pan de cada día.

Cuando alguien nos reta empezamos a sacar fuerza de voluntad y aunque nuestras energías se agoten seguimos y así mismo es con la diabetes, la vida nos ha retado y con coraje y valentía hemos aceptado y vamos a lograr muchas cosas porque esto no es un obstáculo es un reto. Una vez mientras discutía en una presentación un tema sobre el sistema endocrino y pude expresar mi experiencia y la de algunos de mis amistades más allegadas con la misma condición que yo, un compañero me dijo estas palabras en las cuales medité y escribí en mi libreta *"aprende a separar las metas de los propósitos y conecta de ellos el factor más importante y no dejes de sonreír porque, tu sonrisa inspira a otros y aunque tus ojos en algún momento estuvieron llenos de tristeza, sonreír dará vitalidad a tu alma."*

Cada día toma un instante para que puedas apreciar lo increíble que eres, Dios te hizo único y confiando en su poder y amor podemos pasar las aguas profundas de la vida.

Cuando decidimos aceptar este reto de vida es difícil acostumbrarse rápidamente. Pero debes estar tranquilo y mantener la calma. Es solo cuestión de tiempo, ya personalmente aprendí eso en mi vida. Cada día quiero lo mejor y decidí comprometerme conmigo misma y con mi familia porque sé que si hago las cosas bien voy a estar mejor. Tu puedes tomar varias decisiones en tu vida y una de ellas es el rumbo que le quieras dar.

Verifica tus oportunidades para crecer como persona y como profesional. Tus oportunidades para hacer dinero extra y tus oportunidades para explorar, divertirte y salir de la rutina. Has dos listas, la primera para las cosas que tienes que hacer y la otra para las cosas que quieres hacer y observa y marca lo que estas logrando. Siempre ponle fecha límite a tus metas, para que puedas lograrlas cuanto antes y no te desanimes.

30 Consejos básicos para no rendirte

1) Tú eres tu principal fuente de motivación, tu centro de apoyo 24 horas.

2) Siempre busca una razón para abandonar tu cama por las mañanas y empezar un día proactivo.

3) Recibe el apoyo incondicional que te brindan tu familia y amistades.

4) No tengas miedo a dar el primer paso para lograr tus metas.

5) Cuando vayas a empezar algo, hazlo poco a poco, hazte un hábito y luego ve por más. Avanza a tu próximo nivel.

6) No permitas que las presiones que existen hoy en día como lo es la economía, el trabajo y la sociedad opriman tus tres "F" de fe, fortaleza y felicidad.

7) Si no quieres hacer dieta, solo debes empezar a comer saludable y ya.

8) No pienses demasiado en la comida, empieza hacer cosas sencillas y lúcete en los momentos especiales.

9) Las preocupaciones tienen un límite, no te pases de la raya. Utiliza la meditación.

10) Hazte un propósito de hacer algo divertido todos los días.

11) Empieza a crear una lista de proyectos o cosas que quieres hacer, algo parecido a un "Top10".

12) Limpia tu mente del malévolo "NO PUEDO".

13) Todos los días dedícate 45 minutos para el cuidado personal, ya que esto es bien importante.

14) Siempre lee ya sea una revista, el periódico, edúcate sobre algo que ya te gusta o un tema libre y haz el arte parte de tu vida.

15) Conserva la calma, pero mantén tu actitud luchadora. Aguanta con mucho valor las dificultades y persevera.

16) Dale valor a tu tiempo, el tiempo que ocupas en preocupaciones y dudas, ya es tiempo perdido y no lo vas a recuperar.

17) Respira en los malos días, olvídate de poner excusas por miedo o por no querer moverte de tu zona de confort.

18) Toma tiempo para saludar, sonreír y prestar atención a los demás. A las personas que desean contarte algo, a lo mejor no lo puedas utilizar para tu beneficio, pero de seguro verán tu buena voluntad y buen oído.

19) Establece límites para el uso del teléfono, muchas veces la mejor opción es desconectarse por unas horas, no una vida.

20) Si tienes actividades durante la semana, ya sea para el trabajo, la escuela o una cita prepara las cosas desde el día anterior. Ese tiempo en la mañana es valioso, no lo pierdas buscado todo a las millas.

21) Sé realista, pero sueña en grande. Nunca dejes que nadie opaque tus ideas.

22) Personalmente me gusta promover un mundo lleno de posibilidades y nunca pero nunca permitas que la inseguridad no te deje ver tu horizonte, porque con diabetes se puede llegar lejos. Disfruta cada momento de tu vida, no importa cuán pequeño o grande sea todos son válidos para nosotros.

23) Debes ser responsable para lograr tus metas y pide ayuda de tus familiares y amigos ellos te pueden dar opciones para ayudarte.

24) Ahora bien te invito a que mantengas al día una agenda, es tu mejor aliada para organizar fechas

importantes, números y puedes escribir cada día una frase de motivación, hasta en los días grises puede salir un hermoso y brillante arcoíris.

25) Valora lo que tienes, realiza las actividades más importantes y toma siestas cuando ya te sientas muy cansado.

26) Difícil no significa imposible, difícil significa que vas a tener que poner todo tu empeño, trabajar duro por lo que quieres.

27) Nadie puede volver el tiempo atrás para cambiar y comenzar de nuevo, ahora bien como seres humanos tenemos el derecho de comenzar un nuevo capítulo en nuestras vidas sin cometer el mismo error porque ya hemos aprendido de él.

28) Siempre haz la diferencia en todo, especialmente cuando hables de tus condiciones o cuando tengas que referirte a algún tema sobre ello. No hay nada más interesante que cuando escuchas a una persona hablar con expresiones de seguridad y entendimiento. Cuando escuchan la seguridad con la que hablas, ya saben que estás trabajando lo mejor que puedes en ti.

29) Se agradecido especialmente en momentos que no son tan favorables y recibe muchas bendiciones hermosas de parte de Dios que siempre observa nuestros corazones.

30) No hay que ser perfecto, solo hay que ser honesto con uno mismo. Para transformar nuestro cuerpo tenemos que empezar por nuestra mente, aunque tu progreso sea lento es mejor que simplemente no progresar y dejar todo a la deriva o al famoso destino. Si nadie cree en ti, sabes "No importa" empieza a creer en ti y veras que un día cambiaran las cosas.

La vida tiene altas y bajas como una montaña rusa, en la vida de un diabético es literal con efectos especiales y todo. La verdad conseguí la foto perfecta y si ves hay un cielo y ahí es que esta nuestro limite. Siempre alertas y positivos.

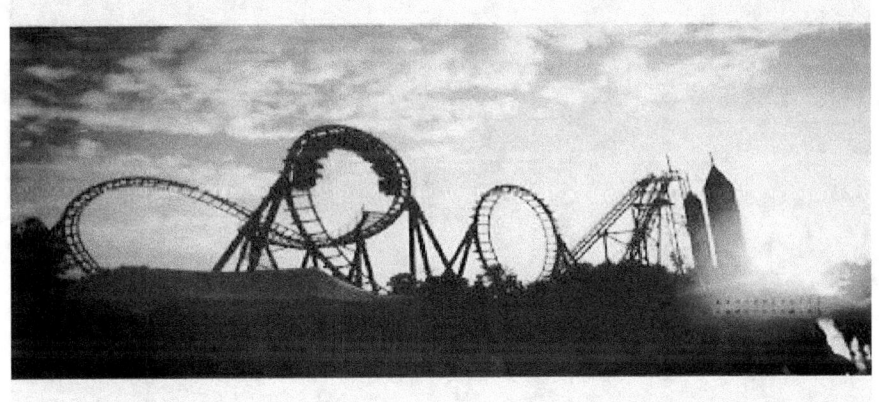

Supera tus obstáculos, vive feliz... vive mejor

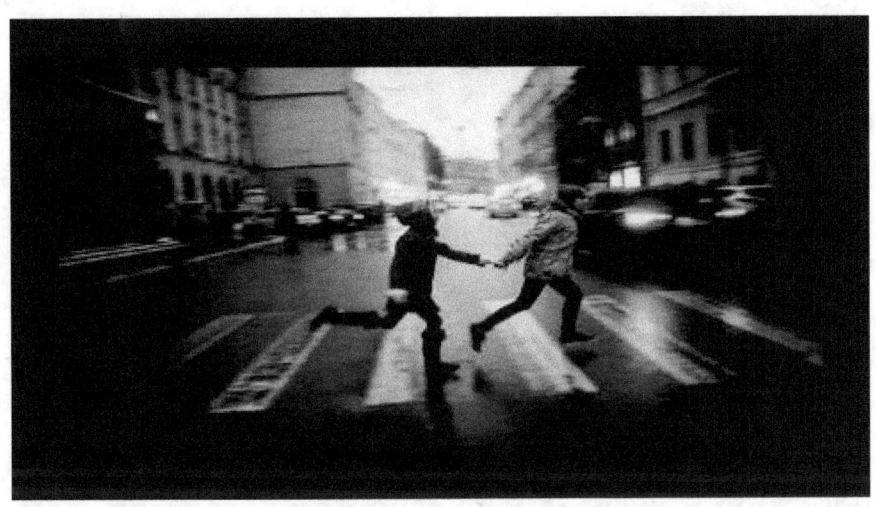

Motivación es una acción, es una fuerza que nos impulsa al movimiento físicamente y emocional, porque cambia tu manera de pensar para poder renovarte y enriquecerte positivamente de una manera extraordinaria. Cuando quieres dar un paso adelante, este impulso no nace de la nada, en realidad viene de alguna necesidad que tienes en tu vida y necesitas concluir con ese capítulo y cuando más convencido éstas, viene ese impulso que conocemos como valor. Por la razón que sea lucha, muévete ahora, no te detengas, sigue y no mires atrás.

Yo entiendo que renovarse como persona es mejor que, hay experiencias que no deseamos jamás repetir y otras experiencias que sin duda nos han dejado hermosos recuerdos. Es bueno que seas atrevida(o) para hacer un cambio divertido, retador y motivador.

Para ver resultados con cambios radicales y reales debes enfocarte en lo que ya tienes, con lo que cuentas. Muchas veces he querido emprender un movimiento, pero no tenía las herramientas necesarias, pero leí un día un mensaje que decía "Haz lo que puedas, donde estas, con lo que tienes" por –Teddy Roosevelt y esto me recordó que no debo poner excusas, que tengo que moverme para poder ayudar a otros y cumplir con mi propósito e implementar una nueva etapa en mi vida como lo es la lectura terapia.

Si tienes algo en mente escríbelo para que no se te olvide, a veces puede ser que ignoremos una gran idea en un mal momento, pero si lo escribes puede que un día peculiar lo leas y digas esto es lo que yo quiero hacer y lo ejecutas con la mente clara. Dile sí, al cambio y al compromiso. No permitas que tus miedos te dirijan, y proponte ser el mejor candidato de esta carrera, no estás solo. Somos muchos los que estamos corriendo juntos. Anímate y ve por más. Se fuerte, no siempre puedes esperar al momento perfecto, solo tienes que lanzarte y ya.

Compromiso

Hoy, _____ de_____.

    Como diabético me comprometo a alcanzar las metas necesarias para ayudarme a mejorar mi salud y bienestar. Anotaré diariamente mis resultados. Utilizaré una tabla que me ayude a mi control diaria y buscaré ayuda siempre que la necesite. Dedicare 45 minutos diarios a mi persona, visitaré alguna clínica que ofrezcan cuidado al pie diabético y me orientare con mi nutricionista para que me apoye con un plan nutricional realista a mi condición económica y gustos.

Mantendré a mi equipo de lucha contra la diabetes informado de mis metas y logros. Si tengo dudas sobre algún medicamento buscare la información necesaria. No me rendiré porque soy un soldado y mi misión es mantener el control en mi vida y por supuesto de mi diabetes. Hoy acepto mi reto diabético, desde ahora me comprometo y voy por más.

Firma _____

Nunca dejes de soñar.

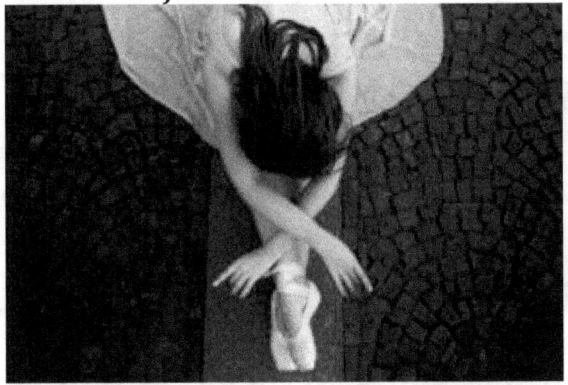

Trabaja duro hasta lograr tus objetivos.

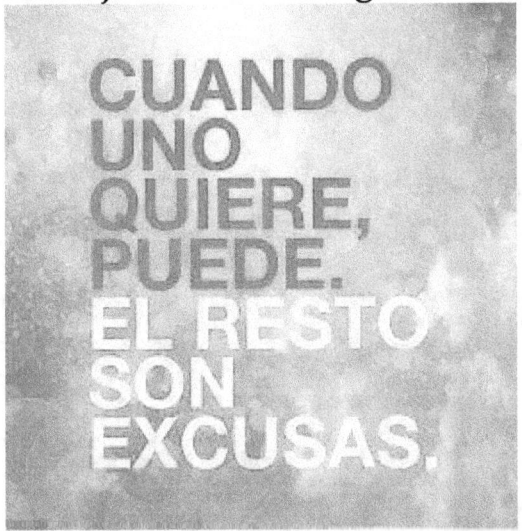

El miedo siempre va a estar presente, conócelo y utilízalo a tu favor, como un trampolín que te lleva a tu próximo nivel.

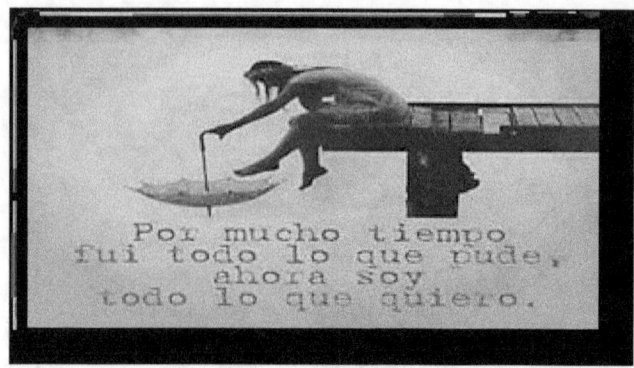

Por mucho tiempo
fui todo lo que pude,
ahora soy
todo lo que quiero.

No importa lo que los demás te digan, el reto es tuyo y no de ellos.

A la hora de tomar una decisión, escoge la que te haga feliz.

Dile a tus seres queridos cuanto los amas y lo extrañas. No esperes mucho tiempo.

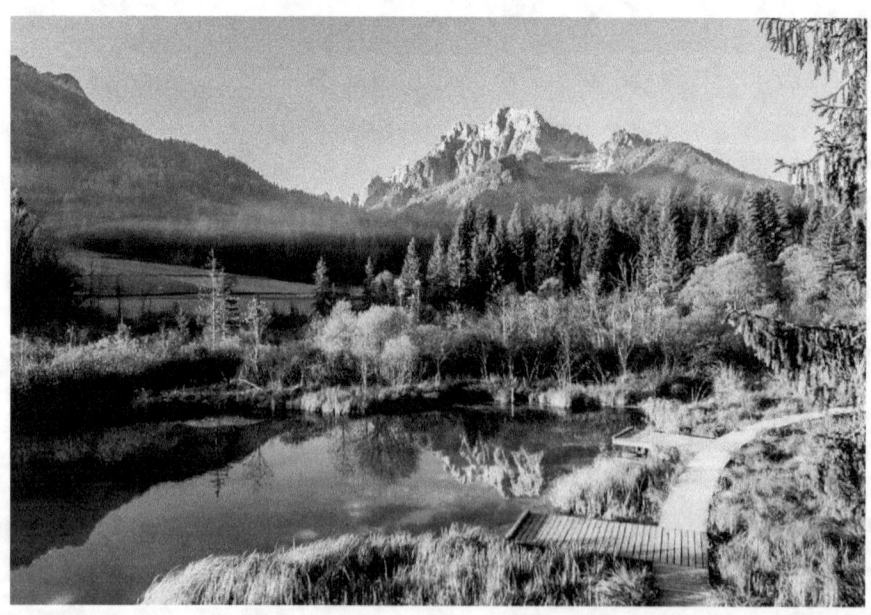

Agradecimientos

Quiero expresar mi gratitud total con mi Dios, Jehová que con tanto amor me ha bendecido con una familia preciosa y grande, amistades que pesan tanto como la sangre porque son grandes seres humanos. Gracias a mi madre María Fernández que me motiva cada día, mis hijos Kerialys Sophia, Kaleb y Lyann Isabelle. A mi amado esposo Jaime R Gutiérrez que siempre está pendiente y me apoya en cada meta que me propongo. Mi hermana Eva Gómez, mis amados sobrinos Dianaelis Oyola y Josué Javier Oyola, que siempre han creído en mí. Y quedo agradecida con mis mejores amigas que siempre las llevo en mi corazón Julissa Inirio y Myrna Cordero.

Gracias a todas esas personas hermosas que me están apoyando con mi primer libro y próximamente con mis nuevas metas para ayudar a este ejercito de diabéticos. Por último, quiero agradecerles el apoyo médico al que fue mi endocrinólogo pediátrico Dr. Fermín Sánchez y a mi internista la Dra. Mildred Torres. Bendiciones para todos.

Mis fuentes de información

Cada día me esfuerzo por aprender mucho más sobre la diabetes, mi cuerpo y a los cambios que ocurren en él. La mayoría de los consejos que ofrezco en mi libro son porque los aplico en mi diario vivir o en algún momento tuve que aplicarlos. Es necesario e importante, conseguir información que nos ayude a seguir mejorando y está de nosotros poner nuestra voluntad para tener éxito. La motivación nunca muere y la esperanza de mejorar tampoco. Sabemos que todas las enfermedades tienen consecuencias, pero lo mejor de todo es que si empezamos a cuidarnos correctamente es posible que no experimentemos ninguna de ellas. No permitas que nadie robe tu positivismo. Quiero compartir con ustedes algunas fuentes que utilizo para mantenerme activa, leyendo y aprendiendo. La mayoría son paginas *online*.

✓ Asociación Americana de la Diabetes, *www.diabetes.org*

✓ Asociación Americana de Educadores en Diabetes, *www.diabeteseducator.org*

✓ Asociación Americana de Dietética, *www.eatright.org*

✓ La revista WebMD diabetes por Walgreens

✓ ChangingDiabetes-us.com/enEspanol

✓ ChooseMyPlate.gov

- ✓ Tomando Control de su Diabetes, *www.tcoyd.com*
- ✓ *MoveOn.org*
- ✓ *www.choosemyplate.gov*
- ✓ Revista de *Diabetic Living* y su página en línea, *www.DiabeticLivingOnline.com*
- ✓ *MomsRising.org*
- ✓ Programa de Educación Nacional sobre Diabetes, *www.ndep.nih.gov*
- ✓ *www.shape.com*
- ✓ *www.dlife.com*
- ✓ American Journal of Clinical Nutrition
- ✓ Colegio de Nutricionistas y Dietistas de Puerto Rico (*CNDPR*), *www.nutricionpr.org*

Contactos

Dirección Postal:
HC 05 BOX 57388
Caguas, PR 00725

motivaciónparadiabeticos@gmail.com

www.facebook.com/motivacionvitalidad

http://motivacionparadiabeticosnet.wordpress.com

www.pinterest.com/GomezTanya

Cualquier ajuste será notificado en la página principal de Facebook Motivación Para Diabéticos.

Datos del Autor

Tanya M. Gomez, nació el 24 de enero de 1991 en Caguas, Puerto Rico. Curso estudios universitarios en la Universidad Interamericana de Puerto Rico e Instituto de Banca y Comercio en Caguas, Puerto Rico. Es autora de los libros *Motivación Para Diabéticos* y *Una Taza de Café Para El Espíritu*. Es una mujer motivadora, emprendedora y escritora de pasión. Se dedica a escuchar y brindar consejos a las personas, ofreciéndoles una actitud enérgica y de terapia de la más alta calidad a las personas. En adición ofrece productos reconocidos que complementan el estilo de vida de los que le rodean y mejoran totalmente. Su próximo movimiento se va a destacar en un libro dedicado a *los lunes*, su día favorito de la semana.

Más que una escritora con una motivación ejemplar; es una mujer que, con mucho sacrificio ha luchado con muchas situaciones particulares, ha defendido a sus tres hijos, su esposo y su familia. Es valerosa, compasiva, brillante y motivadora. Sus ejemplos son dignos de admirar.

La he conocido y he tenido la hermosa oportunidad de platicar con ella de diversos temas en los que nos dedicamos horas de conversación y discusiones que terminan de una manera educativa y llena de aprendizaje, tanto de manera intelectual como en las experiencias de vida. Gracias Tanya M. Gomez por tus experiencias, por creer y promover la educación, la salud y el bienestar. Eres una mujer de fe y una madre dedicada. Siempre estás dispuesta a dar lo mejor de ti, con éxito y con mucho afán. Gracias por motivar a los demás y gracias por motivarme a mí.

Oyola, D.

Notas:

Notas: